力動的精神療法入門

理論と技法

中久喜雅文
Nakakuki Masafumi

岩崎学術出版社

目 次

第1章 力動的精神療法とは何か
1. はじめに——記述的精神医学と力動的精神医学　2
2. アメリカにおける力動的精神医学の発展　9
   1) 力動的精神医学を学ぶ意義　9
   2) 力動的精神医学の基礎を作った人びと　11
   3) 力動的個人精神療法　14
   4) 力動的集団精神療法　17
   5) 力動的家族精神療法　20
   6) 力動的精神療法の適応　21
      コラム ■米国における新しい医療活動「マネージド・ケア」　32
3. 力動的精神療法のこれから　33

第2章 精神分析理論の概要——古典から現代へ
1. 古典的精神分析——フロイトの原点　36
2. フロイト以後の精神分析　38
   1) 自我心理学（米国）　39
   2) 対象関係論（英国）　49
   3) 自己心理学　56
   4) 3つの学派のコモン・グラウンド　69
   5) ポストモダーンの精神分析理論　70

第3章 技法論
1. 見立て，診断的面接　78
   1) 精神科的診療の特徴　78
   2) 治療者に求められる基本的態度　79
   3) アナムネーゼの内容　82
   4) 精神的現在症のとりかた　87
   5) 患者の健康な部分の評価　94
   6) 心理テスト　95
   7) 診断　95

2. 治療的面接　105
      1）抵抗　105
      2）転移　107
      3）逆転移　110
      4）夢　112
   3. 治療的手段と治療的介入　115
      1）自由連想法　115
      2）中立性　116
      3）匿名性　116
      4）治療期間　117
      5）面接の頻度　117
      6）治療的介入　117
      7）力動的精神療法における治療的プロセス　119
   4. 治療終結　128
      1）治療終結の目安　128
      2）治療終結に伴う現象と不完全な終結　128
      3）治療終結の技法論　129
      4）私自身の治療終結　130

第4章　精神療法と文化──日本的なものと西洋的なもの
   1. 日本文化と精神療法　136
   2. 超文化的精神療法　139
   3. 日本人患者の再検討──対人恐怖症　141
   4. 21世紀に向けての精神療法　147

付　録　症例
   1. 1980年代にアメリカで行った境界例の入院治療
      ──力動的チーム医療　150
   2. 週4回の精神分析の症例　159

文　献　181
あとがき　185
索　引　186

第1章
力動的精神療法とは何か

1. はじめに
——記述的精神医学と力動的精神医学

　日本の精神医学は，生物学的精神医学が主流をなしてきたし，現在もそうである。そして実際の精神医療では，診断としては記述的精神医学，治療としてはその診断に基づいて行われる薬物療法が主となっている。日本で実践されている，いわゆる「精神病理学」は，ヤスパース（Jaspers, K），クレペリン（Kraepelin, E.）らを祖とする記述的精神医学の流れをくむものであり，患者の訴えを聞き，行動を観察し，それらの「症状」を記載分類する。そしてこれらのデータをもとにして，患者の「精神病理」についての考察を行う。患者の症状の客観的記載は患者の病状を理解するためのデータベースとしてきわめて重要である。それは精神医療の重要な出発点である。そのあとに続く「精神病理学的考察」が患者を治療するのに役立つかどうかが問題である。従来の精神病理学的研究においては，患者は観察の対象にはなるが，治療の対象とはなっていない。それらの理論は，患者の治療についての示唆を与えていないことが多い。観察者が患者にどのようにかかわって，どのような働きかけを行ったか，そしてそれによって症状がどう変わったかというような力動的な観察や報告はきわめて少ない。
　従来精神病理学者が研究対象としてきた主な疾患として統合失調症がある。患者の示す幻覚，妄想，思考障害，などの陽性症状は抗精神病薬で容易にコントロールできる。陰性症状も薬物で治療できる時代になってきている。統合失調症治療の焦点は，急性の精神病症状がコントロールされたあとの社会復帰である。そのために治療者は患者にどうかかわっていったらよいか，その治療的かかわりあいの過程でどのような病理が起こるか，そしてそれをどう治療していったらよいかというようなことについての理

論は，臨床的に意義がある。

　社会復帰の反対の極にある，再発に関する精神病理学的研究も重要である。ただそれが危機介入の治療理論，治療技法に直結しないと意味がない。

　現在の精神医療はめまぐるしく変わりつつある。のんびりと患者を観察して症状を記載し，それについて臨床から離れた場で，「精神病理学的」に考察するという時代は終わった。患者は観察，記載，診断されるニーズとともに治療を受けるニーズと権利がある。

　従来の精神病理学者が対象にしてきた，もう一つの疾患としてうつ病がある。うつ病についての精神病理理論のいくつが，うつ病治療理論，治療技法論に貢献したか，私は知らない。最近薬物療法に反応しないうつ病患者が増えている。いわゆる遷延性うつ病である。このような患者を薬物と共に精神療法的に治療すると，患者は自分の心の中でひとりで悩んでいた問題や，抑圧されていた感情を治療者と次第に共有することができるようになる。ときにはそれまで深く抑圧されていた，幼少時の外傷体験を想起する。この時点における，この患者の精神病理学的理解は，治療初期の記述的診断によるそれとは，非常に異なっている。表面的には〈うつ病〉という，記述的には同じ訴えで治療を続けていても，各患者はその症状の裏に，意識的，無意識的に独自の精神病理をかかえているものであることを認識する必要がある。

　日常の臨床でよくみられる次のような症例を参照されたい。

症例：Ａさん

　Ａさんは30歳の専業主婦で2人の子どもの母親である。2年前に下の子が病気になり，一生懸命看病した。その頃風邪をひいたが，その風邪の症状が長引き，そのあと気分が晴れず，一応家事をしたり，家で子どもや夫の世話をすることはできたが，考え方が悲観的で，このまま生きていても意味がないというような厭世的な気持ちになることがあった。ときどき睡眠障害があり，また食欲が亢進して無性に食べるかと思うと，一転して食欲不振に陥るということを繰り返していた。社会での活動にも関心がうすれ，友人や親族の人たちとの交流は希薄になっていった。これではいけないと思い，ある総合病院の精神科に診療を求めたが，いつも5分か10分の面接で薬が処方されるだけで，症状はよくならなか

った。大学病院のほうがよいかと思い，その外来を訪れたが，Ａさんの気持ちや訴えをじっくり聞いてもらえる（プライバシーのある）時間も空間も提供してもらえず，治療状況は全く同じであった。

　そこで私のところに紹介されてきたが，私の診断面接では，彼女の訴えていたよくうつ症状は明らかに昔の抑うつ神経症（DSM-5 の診断では持続性抑うつ障害）によるものであることがわかった。抗うつ剤は多少有効であったが，もっと大切なのは精神療法であると判断し，その理由と治療法を彼女に説明した。彼女はそれを理解し，合意した（informed consent）。そこで週に１度 50 分の治療面接を始めた。

　治療者として私が始めに行ったのは，Ａさんの訴えをよく聞き，彼女の気持ちに共感することであった，それと同時に彼女の現在の生活環境，過去の生活史ことに彼女の幼児期の家庭環境，彼女が両親によってどのように養育されたか，小学校から高校をとうしての学校体験，友人との関係などについて情報を聴取し，それらが現在のうつの発症とどう関係しているかを理解しようとした。

　それでわかったのは，Ａさんが小さいとき，両親の折り合いが悪く，ついに彼女が小学２年の時，両親が別居することになったことであった。両親の別居中は，母はＡさんと親密な関係になり，時にはＡさんを相談相手にしたりした。しかし彼女が中学に入ってから両親のよりが戻り，父が家に帰ってきた。その後母は父のほうにのみ関心を向けるようになり，Ａさんは母から見捨てられたように感じた。ちょうどそのころ風邪をひき，心が落ち込んで学校を１週間くらい休んでしまった。その時母が看病してくれたのでうれしかったという。父は仕事熱心な人で，Ａさんに愛情や関心を向けることが少なかった。

　Ａさんには１人の兄がいて，この兄はいつも相談相手になってくれて親しい関係をたもっていた。しかしＡさんが高校にいたとき，結婚して家を出ていったので，Ａさんは一時非常に淋しかったことをおぼえている。高校を出てから，しばらく OL として働き現在の夫と職場で知り合い，恋愛結婚した。

　Ａさんのこのような生活史を聞くことによって，Ａさんは両親から充分な愛情をえなかったこと，父からの愛情は少なく，母からの愛情は条件的で母のニーズや気分に従って愛情と関心が与えられていたこと，ただＡさんが病気になったときだけは，その間のみよく看病してくれたこと，家族の中で兄とだけは親しい関係にあったが，その兄が結婚して家を出たときは喪失反応（重要な人を失ったときに起こる喪のような情緒反応）を起こし，そのとき家族から充分な情緒的サポートが与えられず，

悲しみの気持ちは内向されて未解決であったことなどがわかった。

　今回の抑うつ症状発生の直接のきっかけは風邪であったが，彼女は中学のときにも風邪をひいて抑うつ的になっている。その背景には両親からあまり愛情を与えられなかったという，愛情欠如という状況があった。

　今回も子どもの病気の世話などで心身ともに疲れ，夫は仕事に忙しくてＡさんに関心を向ける時間がなく，Ａさんは中学の頃に風邪をひいたときと同じような愛情欠如の状況にあった。Ａさんは風邪をひくことによって中学のときの愛情欠如の状況を無意識のうちに再体験し，抑うつが誘発され，それが慢性化していったのである。中学のときは母が看病してくれたが，今回は看病してくれる人もいず，彼女の心はますます枯渇していった。

Ａさんの治療経過

　診断面接のあと，週に1回の治療面接を2～3カ月続けてゆくうちに，Ａさんは私から理解されると感じるようになり，私を信頼することができるようになった。そのようなとき，私が学会出張のために，面接を1度休まなくてはならなくなった。これは治療を始めたときからＡさんに知らせてあった。Ａさんは「1回の面接を休むことはなんでもないです」と言っていたが，その2～3週間前から抑うつの気分が強くなり，仕事をする意欲も衰えてきた。Ａさんはこういう気分のむらはよくあることだといってあまり重要視しなかった。しかし治療者が留守になることについての彼女の気持ちを探るうちに次第にその抑うつ気分が治療者の留守になることと関係があることがわかってきた。それと同時に彼女はその抑うつ気分が，高校生のときに兄を失ったときの気分に似ていると実感することができた。

　このように現実における治療者の一時的な喪失体験が引金となって，過去における兄の喪失体験を思いだすことができ，治療者の理解，共感，サポートという治療的枠組みの中で，Ａさんは兄の喪失反応にまつわる自分の感情（ことに淋しい感情）を表現し，それについての自分の気持ちを整理することができた。

　このあとＡさんの感情はより自由で流動的になり，治療者が1週間の休みのあとに帰ってきたときの面接では，治療者が留守にしたことについての怒りを表現することもできた。怒りを感じてそれを言葉として表現するということは，彼女にとって新しい感情的体験であり，その面接のあと，Ａさんは非常に不安になり，私に電話してきて，私が大丈夫であるかどうかを確かめた。つまり彼女の怒りが私を傷つけたのではない

かと心配したのである。

　このような過程を通して，Ａさんは自分にあまり愛情を与えてくれなかった父や一貫しない態度で彼女を育てた母に対する感情を，治療者との関係を通じて表現することができた。たとえばＡさんにとって治療者の態度が冷たいとか無関心だとか感じられたときに，それらを治療者に直接表現することによって，それが自分の親に対する感情に根をもっていることを洞察するようになり，親に対する複雑な感情を整理することができた。治療が始まって数カ月もすると，抗うつ剤を必要としなくなり，その量は漸減されていった。全体として安定した気分状態で毎日の生活を送ることができるようになった。

　治療の目標が達成されたので，治療者はＡさんと治療の終結を話し合い，その終結の期日を決めた。ところがそのあと，Ａさんはまた軽い抑うつに陥った。そしてそれが，治療者を最終的に喪失することに対する反応であることを自覚しその感情（寂しさ，悲しみ，怒りなど）を表現し，自分の気持ちを整理することができた。

　Ａさんは２年近くにわたって行われた精神療法によって，彼女のうつがよくなり気分が安定してきたこと，自分自身に対する評価がかわってきて，新しい自信を獲得することができたこと，他人との関係でも，ただ人に尽くすというだけでなく，自分のニーズも考え，それを他人（ことに夫や親友など）に健康的に表現することができるようになったことを報告し，治療者に感謝の意を表した。彼女は最後に，自分の心の中にこれまで漂っていた暗雲のようなものが晴れた気がすると言い，過去の自分の中に埋もれていたもう一つ自分の心と触れあうことによって，新しい自分が生れてきたようだと述べた。そして現在の社会は，あまりにも物質的，機械的になり，人間同士の心の触れあいの機会が少なくなってきているのではないか，自分としては，これから夫との関係をより意義のあるものとし，子どもに対してもしっかりした気持ちで接し，健康な人間に育てたいと述べて，治療者のもとを去っていった。

　力動的精神医療では患者を診断するにあたって，記述的診断のあと，いわゆる力動的診断を行う。この力動的診断においては，①患者の症状を引き起こした誘発因子（心因的，環境因的）を特定し，それによってどのような感情，衝動，欲求がかきたてられたか，それによって起こった不安に対して自我はどう反応したか（自我の防衛），それにどう超自我は関与し

たか，②それが患者の過去，ことに幼少時期の葛藤（主として無意識）とどう関連しているかを検討する。このような検討をするには，自我の機能（とくに防衛機能），人間の心の発達に関する精神分析理論を知っている必要がある。初心者の場合は各セッションごとのスーパービジョンをおすすめする。①は狭義の力動的診断（Dynamic Diagnosis），②は発達史的診断（Genetic Diagnosis）と呼ばれる。これについては後章（「見立て，診断的面接」）を参照されたい。

　Aさんの場合，誘発因子は意識的には風邪をひいたということであった。彼女は中学のとき風邪をひいてうつになっている。ちょうどその頃は父が家に帰ってきてそれまで独占していた母を父にとられてしまったという体験がある。これは喪失体験である。しかし母はAさんの看病をしてくれたので，一時的に彼女の欲求（依存）は満たされた。それは一時的なもので，親からの愛情不足，共感不足は慢性に続いた。すなわち依存（甘え）欲求の欲求不満，その結果起こった怒りの感情は抑圧された。これだけでも子どものうつは起こるが，Aさんはこれに対応する自我の力をもっていたようである。おそらく家庭の外での（とくに学校で）活動や対人関係でそれらの欲求を満たしていたのであろう。彼女は友達が多かったし，先生との関係もよかった。ただ今回は子どもの養育，家事のきりもりなど自分が子どものときとは違った，新しい負担，責任があったので（超自我からの期待），彼女の自我の防衛が破綻したのであろう。彼女の幼少時の養育状況が健全なものであったら，彼女はこのストレス状況（燃え尽き）からすぐ回復したかもしれない。そうすると，診断は適応障害ということになり，治療としても一時的な抗うつ剤の使用，休養でよくなったであろう。

　力動的診断でもうひとつ大切なことは，患者の病理のみでなく，患者のもつ健康度を評価することである。つまり患者がどのような領域において，どの程度機能しているかを診断する。患者に残された健康な自我の機能は治療過程において重要な役割をもつ。それを活性化することによって，病気からの回復過程を促進することができるからである。

　また患者の健康な自我と治療者の自我とがチームを組めば，患者のうちにある病気に対して，よりよく対応できる。このチームの形成を治療同盟

という。

　Aさんは小学校から高校を通して明るく振る舞うことができ，OLとしてもよく働き，人から好かれたという。結婚生活もうまくゆき，２人の子どもも大きな問題もなく育ってきた。このような事実はAさんがかなりの精神的能力をもっていることを示すものと考えられた。このような彼女の健康的な自我は私との治療関係をつくるのにも，有効に働いた。また自分の衝動を自己破壊的に行動化することもなかった。

　以上のような診断的仮説に基づいて，精神療法過程においてどのような現象，とくに抵抗，転移が起こるかを想定する。患者の精神病理に関する仮説は，治療が展開されるにつれ，確認されたり，訂正されたりする。治療技法は患者の病状，自我の健康度によって決定される。つまり支持的精神療法か，洞察を志向する表現的精神療法か，両者を用いる折衷的なものかなどが決定される。病理理論（精神力動論と呼ばれる）は，治療に影響を与えるし，また治療によって得られた情報は病理理論をさらに深めるというふうに，病理理論―治療理論―治療技法のあいだには密接な関連がある。

　Aさんの場合は，抵抗としては感情にアクセスすることに対する抵抗が起こるであろうことが推測された。それは私が留守になること（喪失体験）に関する気持ちの抑圧として現れた。また転移としては，兄転移，母転移，父転移が起こるであろうことが推測された。兄転移は解決されたようであるが，母転移は部分的解決であり，父転移の解決も充分でなかった。それは彼女もある程度意識していたようで，これからの現実生活における自己分析の継続が必要になる。夫との関係について，終結時言及したのはそのあらわれである。父が仕事に忙しく，彼女との関係が薄かったように，夫も仕事熱心で，家庭で夫不在，子どもに対して父親不在の傾向がある。またそうだからこそ彼を夫に選んだという無意識の動機もあるであろう。これは，彼女の今後の課題である。しかし終結の時点では，結婚生活に葛藤を感じていなかったので，それを治療にとりあげることをしなかった。将来これが問題になれば，また治療に戻ってくる可能性がある。

2. アメリカにおける力動的精神医学の発展

1) 力動的精神医学を学ぶ意義

　力動的個人精神療法を学ぶためには，それが力動的精神医学という大きな枠組みのなかでどのように発展してきたかを理解する必要がある。力動的個人精神療法は力動的精神医学に基礎概念を提供し，この2つは相互交流しながら発展していった。力動的精神医学が最も発展した国は周知のようにアメリカであった。その基本的な考えがアメリカの文化によくマッチしたからであろう。

　私はアメリカ（コロラド大学）で精神科レジデントとして力動的精神療法の訓練を受け（1962～1966），のちにデンバー精神分析研究所（Denver Institute of Psychoanalysis）で候補生として精神分析の訓練を受けた。(1969～1979)。その期間，約30年にわたって精神医療を実践し（大学病院のERの救急精神医療，入院治療），また学生の教育やレジデントのスーパービジョンを行った。大学を離れてからは，地域のメンタルセンターの医長として地域精神医療に従事した。1980年から1995年までデンバー市で個人開業した。このように私は当時のアメリカの力動的精神医学のあらゆる面にどっぷりとつかり，アメリカの力動的精神科医としての同一性を確立した。この体験を読者と共有しながら力動的個人精神療法の理論と実際を論じてゆきたいと思う。

　力動的精神医学の古典的な理論によると，患者の精神病理，行動異常は患者個人の精神内界の「力動的な無意識」の心のプロセスの結果起こるものであると理解し，その理解に基づいて治療が進められる。この「無意

識の心」というのが，力動的精神医学における重要な鍵概念の一つである。それまでの精神医学では人間の心や行動は，人間の意識的，理論的な心によって規制されると考えられた。フロイト（Freud, S）は患者の診療，患者や自分の夢の分析を通じて人間の心に無意識の動機が強く関与していることを確信するようになった。それは心が健康であろうと病的であろうと関係なくみられると指摘した。健康な人の会話にみられる言い間違い（slip），物忘れなどは無意識の心の葛藤の現れであると考えた。たとえばパーティーで合った人の名前を忘れてしまった場合，その人が自分の嫌っている人の言行に似ていたため，その記憶を名前とともに抑圧してしまったということがある。

　臨床における身近な例としては，たとえば，不潔恐怖の患者が強迫的に手を洗うという行動を示しているとき，それが「汚したい」「汚れたい」という無意識の願望に対する自我の防衛であると考えられることが多い。そして「汚したい」という願望は攻撃的欲求と関連ある場合が多い。その願望にきづいてしまうと，不安になるのでそれを気づかない（無意識）ように，強迫的手洗いを行っていると考えられる場合がある。このように無意識の欲望，感情，思考に対する自我の防衛，さらに人間の良心ともいうべき超自我の関与など，患者の意識的，無意識的な心の相互交流によって，症状が形成されるとする。

　力動的なプロセスは精神内界に限らず，患者と他者との間の対人関係にもみられる。それは患者の無意識な葛藤（それは幼児期における重要な人たち，ことに親との葛藤に根ざすことが多い）の外在化とみることができる。それが治療関係の病理として現れたのが転移である。また逆に治療者の無意識の内的葛藤が患者に向けられるときもある。これが逆転移である。患者を治療するには，治療関係が軸になるので，転移‐逆転移の相互関係を力動的に理解することが大切である。

　このような力動的理解は，患者の集団，家族を治療する場合にも応用される。入院治療，デイケアのように，ある施設でチーム医療を行う場合には，チームメンバー，ことにチームリーダーがチーム力動を理解しながら治療を進めることが大切である。そうしないと，たとえば境界例の患者が

入院してくると，彼らは他の患者やチームを彼らの病理に巻き込み，病棟が混乱状態に陥る。

力動的精神医学は，職場や学校などに起こる種種の社会現象の理解にも役立つ。企業経営における，メンタルヘルス専門家によるコンサルテーション（EAP）は日常的になりつつあり，それは職員のメンタルヘルス改善活動と相まって，企業の生産率をたかめている。

力動的精神医学では，患者の示す精神症状の誘因を単に「環境因性」または「心因性」のものとせず，患者のもつ遺伝因子，素質，体質をも重視し，いわゆる Nature/Nurture の相互交流を重視しながら治療を行う。

それと同時に患者のなかに起こっている生物学的現象をも重視し，心身の相互関係を力動的に理解する。最近は精神療法によって起こる脳の生物学的プロセスが研究されている（Kandel, E. 1979）。

力動的精神療法，ことに精神分析療法と薬物療法は対立するものとかつては考えられたが，最近は両者が相互補助的に働くと考えるのが常識である。たとえばうつ病を治療するのに薬物療法のみの場合，薬物療法と精神療法を併用した場合の両者を比較研究した場合後者の方がより効果的であったということが実証されている（Luborsky, L. 1976）。

また統合失調症の急性精神病状態を治療するのに薬物療法が最も重要で効果的であるが，再発の予防に，またリハビリテーションの時期に精神療法の担う役割はきわめて重要である。

2）力動的精神医学の基礎を作った人びと

アメリカの精神医学史において力動的精神医学の基礎を作った精神科医として少なくとも3人の名前をあげることができる。彼らはフロイト，マイヤー，サリバンである。

フロイト

フロイト（Freud, S）は1909年にクラーク大学に招かれて，はじめてアメリカで講演旅行を行ったが，当時すでにアメリカで指導的立場にあっ

た一流の精神科医達が精力的にフロイトの著作を英語に翻訳し，精神分析の概念の紹介に努めた。

1930〜40年代にヨーロッパから著名な分析医がアメリカに移民したことも，アメリカにおける精神分析の発達を促進した。1931年，正式の精神分析協会（Institute）がニューヨークに，ついで翌年シカゴに創設された。1933年にはアメリカ精神医学会のなかに精神分析の部門が創設され，翌年この部門が主体となって「精神分析と精神医学との関係」というテーマでシンポジウムがもたれた。これはアメリカの精神医学において，一つの新しい時代を画するものであった。第一次，第二次世界大戦において，戦争というシビアなストレスのために，兵士の間に多数の神経症患者が発生した。これはそれまでの精神医療を改革するきっかけとなった。それまで精神医療は，地域から隔離された精神病院で精神病者（狂った人たち）に行われていたので，それは社会から隔離されていたのである。「神経症」や「心因反応」などの新しい精神障害に対して，一般人や精神科医達は注目せざるをえなくなってきた。そしてこのような患者の治療に精神分析の理論が役にたったのである。これがその後アメリカ精神医療の本流ととなったオフィス開業（Private Practice）の始まりであり，当時オフィスにおける神経症患者の洞察的精神療法が主流となった。

このように精神分析理論は，実際の診療に，またレジデントの訓練にそのバックボーンとなり近代のアメリカ精神医学の基盤を形作るものとなった。ちなみに1950年代から1970年代まで一流の医学校における精神医学教室の主任は，ほとんどが分析医であった。

マイヤー

アメリカの精神医学に大きな影響を及ぼしたもう一つの流れは，マイヤー（Meyer, A. 1948）によるものである。マイヤーはスイスで精神病理，精神医学，哲学などの領域において訓練と経験を積んだあと，アメリカに渡り，彼独自の精神医学理論と方法論を打ち立てた。すなわち患者の人格ならびに精神障害をより総合的な立場から理解しようとするもので，患者の身体的，心理的，社会的，文化的背景のすべてを考慮に入れ，人間の行

動を研究するあらゆる科学を駆使して，患者を理解し治療するアプローチで，精神生物学（Psychobiology）と名づけた．ことに患者の現在おかれている社会的環境，文化的背景を重視する立場はいろいろな人種や文化の混合によって成り立っているアメリカの文化によくマッチし一般に受け入れられるところとなったのであろう．

　マイヤーは治療的に社会適応（Social Adjustment）という概念を導入し，患者の歪んだ生活パターンを詳しく研究し，それを矯正して患者の再社会化を促進するというアプローチをとった．マイヤーは精神分析理論を全面的に受けいれたわけではないが，一応その可能性を認識し，精神分析理論に対して理解的であった．

　マイヤーは精神医学における社会的要因を重視する結果，精神医学の中にソーシャルワーク（Social Work）の概念を導入した．その後1912年にサザード（Southerd, E. E.）がソーシャルワーカーの訓練を実際化した．アメリカ精神医学における社会的，文化的要因の重視は，その後も一貫した傾向として続いており，精神分析においてもオーソドックスなフロイディアンと，社会的，文化的要因をその理論のなかに取り入れたホーナイ（Horney, K.）ら新フロイト派（Neo-Freudian）の出現をみたのも，このような傾向を反映するものであろう．また集団療法，家族療法，さらに地域精神医療活動がアメリカに発展したのも，同じく社会的要因を重視する考え方に根ざすのであろう．

サリバン

　サリバン（Sullivan, H. S.）はアメリカに生まれた精神科医として，彼独自の精神力動論を展開した最初の人であった．彼は対人関係の病理が精神障害の最も重要な原因であるとし，人間の人格とか自己とかは，結局は幼児期の重要な人間関係が内在化することによって形成されるものと論じた．そして，歪曲された対人関係を治療することが，精神障害の治療に通ずるとした．彼は精神医学を人間関係の医学と定義した．彼の考えはフロム‐ライヒマン（Fromm-Reichiman, F.）やサールズ（Searls, H. F.）らによって受け継がれた．

マイヤーやサリバンが彼らの理論を発表した当時は精神分析がアメリカで隆盛を極めていたときであったので，彼の理論はあまり注目されなかった。これを現在の精神医学的視点から再検討するとマイヤーの唱えた，精神医療における生物‐心理‐社会（Bio-Psycho-Social）のオリエンテーションは現在の日本ならびにアメリカの精神医学会のそれと符号するものである。また現在精神医療は入院医療から地域精神医療にシフトしつつある。これもマイヤーが当時すでに発想していたことである。

サリバンの治療関係における"here & now"の重視は，ヤーロムの集団精神療法における理論と技法にひきつがれていることは周知の通りである。またそれは力動的個人精神療法においても重視されるようになってきており，精神分析においても関係性精神分析理論として統合されてきている。

3）力動的個人精神療法

力動的長期精神療法

精神障害に関する精神力動論は，精神分析理論を基本とするものであるが，それは一般精神医療者（精神科医，臨床心理士，PSW，ナース，OT，芸術療法家など）のなかに基本的な知識，教養として浸透している。ただカウチを使って，そこに患者を寝かせて自由連想を手段として患者を治療する純粋な精神分析療法の開業活動は衰えている。1950年代から1970年代にかけては，精神分析療法を受けるということが，一種の社会的ステータスであったが，週に4～5回のセッションで3～4年もかかるということに対する社会的価値観がかわってきている。

しかし精神分析研究協会（Institute）は，現在でも新しいものがぽつぽつ創設されており，精神分析の訓練，研究は続けられている。その研修には精神科医のみでなく，臨床心理士，PSW，ナースらも参加している。現在の傾向としては精神医療に携わっている人びとに教育，訓練の機会を与え，彼らに精神医療者としてのポテンシャルを高めることに主眼が移り，患者の治療手段としての精神分析の意義は弱まりつつある。ただそれは人

間の精神現象をミクロ的に詳しく追及する研究手段を提供するということで，精神医学のいわば基礎医学の役割を果たす。精神分析は人間の行動に関する豊富な心理的データを提供し，それを一般臨床に還元して，患者の行動に関する理解をふかめ，その治療を促進する。一方，一般臨床における問題は，精神分析の「実験室」でくわしく追求してもらう。このように両者の間のフィードバックシステムを確立することが，両者の発展を約束するものであろう。境界例，自己愛，摂食障害などの精神力動の理解は分析医によって提供されたものであり，それは一般臨床に応用されている。

　分析理論に基づいて行われる，対面の力動的精神療法は活発である。それも分析技法に近い洞察的精神療法（転移‐逆転移，抵抗，夢などの無意識の心理を扱う）から，現実生活の意識的状況を問題とする支持的精神療法まで，両極を間にしたスペクトラムがある。後者の支持的精神療法でも，患者の無意識の心の動きを理解しながら治療するのが普通である。実際の臨床では，両者の混合，統合，折衷であることが多い。つまり技法として治療的中立性‐透明性，過去と現在の出来事の扱い，受け身的‐積極的態度，解釈‐忠告，共感‐直面化という両極の間を治療者は患者のニーズ，治療的状況に応じて往き来する。

力動的短期精神療法

　1970年代に分析医らによって，治療の能率化を図って，短期精神療法の理論と技術が報告された。面接の数をあらかじめ20回くらいと設定するが，その数は治療者により多少異なる。面接の数よりは，期間を設定する方が治療的であるといわれる。数カ月という期間を決めれば，面接の数をいちいち数えなくてすむし，終結の時期があらかじめ決まっているので終結の作業がしやすい。

　シフニオス（Sifenos, P. E.）は"anxiety provoking"の短期精神療法を提唱しエディプス葛藤に患者を直面させた。マン（Mann, J.）は患者が慢性に耐容している心の痛み（endured pain）を中心課題とし，どのような葛藤で心の痛みをもっているかを診断した上で治療を行った。ダヴァンルー（Davanloo, H.）は患者の体験している真の感情（true feeling）に患

者を直面させる方法を提唱した。サリバンの対人関係論の流れを嗣ぐものして，短期対人関係療法（short term IPS）がクラーマンとワイスマン（Klerman, G. & Weismann, M.）によって提唱された。抑うつ状態がこのIPSの適応とされ，薬物療法と併行して行われる。対人関係における問題が抑うつの原因であるとされ，その改善に焦点がしぼられる。

　以上の力動的短期精神療法に共通して言えることは，治療期間を明確にして，初めから終結を念頭におくこと，セラピストがかなり積極的であること，治療の焦点を明確にし，それを患者と共有し，共通の治療目標とすること，対象となる患者としては，比較的健康で治療意欲の高い人たちであること，などであろう。

　1980年代後期から1990年代にはマネージド・ケア（managed care）の影響により，保険診療で精神療法を行う場合，それはプロセス志向のものから目標志向のものにかわった。治療目標は症状の改善，社会で機能して生活できるということに限定されることが多く，それはより支持的，現実的アプローチである。したがって症状のもとにある，無意識の葛藤の解決を図るという洞察的アプローチは，保険診療の枠組みの中では難しい。神経症的な問題を持った患者，人格障害の問題を持った患者などで治療意欲の高い患者たちは，このような表面的な治療にあきたらず，自費でより長期の，洞察志向の精神療法を受けている。

　マネージド・ケアの枠組みの中で精神療法を行う場合，保険会社から治療者に対して相当な圧力とコントロールがかかってくるため，治療者は保険会社に対して一種の転移を起こすことがあり，それが無意識のうちに患者との治療関係に影響を及ぼす。また患者もこの保険医療の現実に直面させられ，意識的，無意識的に無力感，怒りを感じることがある。また保険会社が患者のカルテのコピーを要求してくることもあるので，患者が安心して治療者に自分の内面の詳細を話せなくなるという状況も発生する。このように外的因子が精神療法の状況の中に侵入するという事態が起こるので治療者は，治療者‐患者‐保険会社の三者関係の力動を常に考慮に入れて治療しないと，治療が停滞してしまう危険がある。

　救急精神療法（Emergency Psychotherapy）の理論と技術はすでに

1960年代から提唱されており（特に分析医のベラック Bellak, L.），これは入院治療を避ける現在のアメリカの精神医療の動向に沿う物であり，現在のアメリカの精神医療では日常的に行われている。自殺企図，急性不安状態，急性精神病状態で救急医療室（ER）を訪れた患者はオンコールのスタッフ（臨床心理士，PSW，ナースら）によって精神医学的評価が行われ，入院が必要か，外来での救急精神医療的フォローで充分かどうかが判断される。この際，オンコールの精神科医が家で待機していて，スタッフのためのコンサルタントとして機能する。入院でなく，救急精神医療が適応となった場合，ERで次の予約（たいてい次の日か2日あと）が設定される。そしてあらかじめ面接の回数は数回であることが告げられる。急性の症状を薬物やストレス解消法でコントロールするとともに，症状を起こすきっかけとなった危機状況に焦点をしぼり，それにまつわる感情の表現と整理ができるよう治療を行う。家族や友人にいわばコセラピストとして協力してもらうときもある。このような危機介入には，危機についての力動的な理解が必要である。

4) 力動的集団精神療法

　アメリカの精神医療において，集団精神療法は分析医たちによって1920年代から試みられていた。アメリカにおける力動的集団精神療法の発達を組織づけるのに大きい貢献をした人が，スラブソン（Slavson, S. R.）である。彼はアメリカ集団精神療法学会の機関誌となっている"International Journal of Group Psychotherapy"の編集者として，はじめからその編集に関与し，アメリカにおける集団精神療法家の職業的位置の確立に尽くしてきた。彼の集団精神療法に関する理論は，精神分析に基づくものであった。

　スラブソンと共にアメリカの集団精神療法に大きな影響を与えた人は，モレノ（Moreno, J. L.）である。彼は心理劇を発展させた人として有名であるが，彼のオリエンテーションは集団のなかに起こる，あるいは起こさせる治療的行動化（演劇）を通して患者を治療するもので，患者の言語化

を重んじる精神分析家のオリエンテーションと対立していた。ついに彼は集団精神療法学会を離れ，みずから心理劇の学会を創設した。モレノの非常に力動的な技法，とくに集団の中にその時々起こる"here & now"の現象を重視する立場，その他彼の力動的集団精神療法に関する重要な理論的概念は，その後の力動的集団精神療法の理論や技術に大きな影響を及ぼした。

　第二次世界大戦は，アメリカとイギリスにおいて集団精神療法を発展させる，一つの強力な契機となった。戦争中に多発した精神障害者，とくに戦争神経症の治療には，精神医療関係者の不足のため，集団精神療法が主な精神療法的手段として用いられた。イギリスではビオン（Bion, W. R.）やフークス（Foulks, S. H.）ら精神分析医が集団精神療法を行い，この体験をもとにして，彼らは集団力動に関する理論を展開した。彼らの理論は現在でも文献に引用され，実際に集団精神療法を行うにあたって役にたつことが多い。

　アメリカでは，それまでの集団精神療法家のいろいろと多岐にわたる立場を整理すべく，戦後パウダメイカー（Powdermaker, F. B.）とフランク（Frank, J. D.）が政府（VA）の支持により，集団精神療法についての系統的，組織的な研究を行い，その結果を書物に著した。この研究のユニークなことは，集団精神療法にみられるグループプロセスを客観的に分析したこと，そして治療終結後の患者の状態について評価研究を行ったことであり，集団精神療法についてのこのような客観的研究は，集団精神療法の歴史上初めてのことであった。彼らは患者個人と集団の病理に関する力動的考えと，サリバンによる対人関係論とを統合しようとした。すなわち患者の精神内界の葛藤は，集団精神療法過程で展開される，歪められた"here & now"の人間関係を治療することによって解決されるという理論であった。これは分析医による"there & then"の重視，転移の解釈などとは違ったオリエンテーションを示したものであった。

　パウダメイカーとフランクの弟子として，ジョンズ・ホプキンス大学で集団精神療法の臨床と研究をしたヤーロム（Yalom, I.）は，その後スタンフォード大学に移り，集団精神療法によい反応を示した患者について，彼

らを治癒に導いた重要な治療的因子が何であったか，患者の側からみた所見を集めた（Q-Sortと個人面接）。これは患者が集団によってどのように影響されているかをみるのに，極めて参考になるデータであり，これを集団精神療法の実際に応用することができる。グループの中に起こるメンバー同士の"here & now"の対人関係の吟味と新しい対人関係の習得，凝集性の高まった集団のなかで起こる自己開示の重要性などがあげられている彼の著書"The theory and Practice of Group Psychotherapy"は1969年に初版が出たが，少しずつ改訂され，1994年に第4版が，2005年に第5版が出版された。彼の著書は，力動的集団精神療法を始める人にとって，アメリカでは必読の書とされている。

　精神分析理論に基づいた集団精神療法として，対象関係論によるものがある。ビオンの原法を臨床的により有効な集団精神療法技法としてアメリカで発展させた人としてキベル（Kibel, H.），ガンザレイン（Ganzarain, R.）がいる。またコフート（Kohut, H.）の自己心理学の集団精神療法への応用もみられる（ストーン（Stone, W. N.））。自我心理学を基本として，他の学派の理論を統合した人としてルータン（Rutan, J. S.）が代表的である。

　マネージド・ケアの影響もあって，個人精神療法と同じく短期の集団精神療法が試みられている。これが成功するためには，治療目標を具体的にし，それは治療者と患者とが意識的に合意したものでなければならない。これに適応となる患者の選択も大切である。

　マネージド・ケアのために入院治療は極度に短期になり（1～2週間程度），入院集団精神療法では集団のメンバーが毎日のようにいれかわる。したがって入院治療における集団精神療法は各セッションが一回勝負になることが多い。このような，めまぐるしく変わるメンバーで構成されるグループの治療を行うには，特殊な技術が必要である。その技術についてはヤーロムが詳しく説明している。

5) 力動的家族精神療法

　力動的家族精神療法の開拓者は分析医のアッカーマン（Ackerman, N. W.）であった（1958）。古典的精神分析における患者個人の精神内界の葛藤や「過去」の生活史の重視から患者が「現在」おかれている家族の病理，力動に焦点を移したと言うことは，分析治療がそのピークにあった 1950 年代には画期的なことであった。1960 年代にやはり分析家のリッツ（Lidz, Th.），ウィン（Wynne, L.），ボーエン（Bowen, M.）らが統合失調症患者の家族病理を研究，治療したことは周知のとおりである。"Systemic" な家族療法を決定的なオリエンテーションをもったものとして発展させたのは，ベイトソン（Bateson, G.），ジャクソン（Jackson, D. D.），ヘイリー（Haley, J.）ら，パロ・アルトの研究グループである。このオリエンテーションはミニューチン（Minuchin, S. 1974）らによってさらに理論化され，技術が洗練されていった。

　その後対象関係論者による家族療法も発展し現在のアメリカの力動的家族精神療法はいろいろな学派の統合によって特徴づけられる。

　患者の発病が，時に「家族病」のひとつの症状にすぎない場合がある。つまり家族のなかの緊張，不安，抑うつなどが，家族のなかのもっとも抵抗の弱い一員の問題に振り替えることによって一時的に家族の神経症的安定をとり戻すことができる。このような場合患者の病気のみを個人的に治療するのでなく家族ぐるみの問題を全面的に治してゆくのでなければ，患者の病気の回復を遅くするし，またたとえ治っても再発をくりかえすことになる。

　児童の精神障害においては，家族療法はとくに大切である。時には両親を治療するのみで患者の症状がよくなってしまうことがある。

　思春期の患者の治療にも，両親の同時治療はほとんど必須である。患者の思春期特有の病理，ことに親からの第二次分離個体化をめぐっての問題と力動は，家族の病理と密接な関係をもっているからである。

　最近はアルコールや薬物の依存症の家族の病理が強調され，いわゆる "Co-dependency"（病的な共依存）とか，ACOA（Adult Children Of

Alcoholics，日本では AC と呼ばれる）という言葉が一般語として広く知られるようになった。このような依存症の治療には家族（配偶者，子どもなど）の治療も一緒に行われるのが普通となっている。

アメリカでは離婚，再婚が多いのでたくさんの継家族（step families）がつくられる。これにまつわる問題も家族療法で扱われるようになった。

現在のアメリカの精神医療においては，マネージド・ケアの影響があって家族の中に緊急の問題が起こったときのみ家族療法が行われることが多い。たとえば子どもが思春期に達して家族の力動が急激に変わったときとか，家族の重要なメンバーが末期の病気（ガン，AIDS など）にかかったときとか，死亡したとき，配偶者が職場からレイオフされたとき，親の子どもに対する虐待が表面化したときなどである。短期の家族療法で一応状態が安定すると（これまでは保険診療で扱われるが），このあと家族が自費の治療で病気の根源を解決しないかぎり潜在的に慢性に存在している家族の中の葛藤は次のストレス状況が起こるまで放置されることになる。しかし個人救急精神療法の場合と同じく，家族への危機的介入が行われるごとに，家族全体が成長してゆくことが多い。

6）力動的精神療法の適応

外傷，解離

アメリカにおいて，過去 20～30 年の間に，親による子どもの虐待（精神的，身体的，性的）が社会的，精神医学的に大きい問題となってきている。(Herman, J. 1992) 社会的には子どもを虐待から守る運動が活発になっている。虐待という体験は，子どもの心に深い傷あとを残し，成人したあと解離症状を起こしたり，境界例となったりする。アメリカの監獄に収容されている犯罪者の生活史を調べたところ，ほとんどが幼少時親から虐待されていたという。

ことに性的な虐待（それは性器をさわるという性的いたずらから，性交，強姦に至るまでいろいろの程度がある）が疑われたとき，つまり子どもがそれを報告したり，異常な行動を示したとき，治療者や学校の職員はそれ

を児童福祉局に報告する義務がある。PSW は直ちに家庭訪問をして調査を始める。親は子どもとの性的関係を否定することが多いので，裁判所のオーダーにより精神鑑定が行われる。これを鑑定する専門の臨床チームがいて，被害者とされる子どもを診察する。また加害の疑われる両親（または他の親族）も診察を受け，そのあと親と子どもとの間の交流の様子が観察される。鑑定結果は裁判所に報告されるが，彼らの診断技術はかなり進んでいて，客観化されている。たとえば虐待者と判定された父親は，法的に裁かれるが，本人が希望すれば精神医療者に紹介され，治療が終結するまで保護観察となる。もちろん犠牲者となった子どもも治療を受ける。

　私は娘を性的に虐待（性交）した父親を治療したことがある。彼は大きな航空会社のパイロットとして働いていて，社会的に立派に機能している人であった。しかし自分の母親との間に幼少時期に深い葛藤があり，それが解決されないまま成長した。裁判官からの裁判所命令という治療的枠組み（構造）は，彼を治療するのにきわめて有効であった。彼は治療を通じて，自分の母親との葛藤が娘に対する性的虐待行為として行動化されていたことを理解するようになり，娘に心から深謝した。娘も臨床心理士の治療を受けて，心の傷を癒し，父－娘の関係は健康なものに変容し，この家庭に真の意味での平和と安定がもたらされた。もちろん母親も治療に参加し，本人の妹を含めた同時家族面接も行われた。

　虐待を受けた子どもが，誰にもそれを報告できず，また報告しても無視されて虐待が続けられた場合，その子どもが思春期に達した頃，または大人になってから，ひどい解離症状を起こすようになる。

　過去 20 年の間，アメリカでは解離症状を示す患者が増えている。それは患者が過去に，または最近受けた外傷と関係している。解離症状はDSM では①健忘，②遁走，③解離性同一性障害（DSM-III-R では多重人格障害，MPD と呼ばれた）④離人症に分けられる。ことに解離性同一性障害（DID）のケースが一般の精神医療で比較的頻繁にみられるようになった。アメリカの大きな都市には，たいてい"Trauma Treatment Center"というようなものがあって，トラウマの被害者，とくに DID の患者のための入院，デイケア，外来プログラムが提供されている。1980

年代が境界例の治療の時期だったとすると，1990～2000年代はトラウマの治療の時期だろうといわれている。

　DIDにおいては，外傷を受けた自己（traumatized self）が主人格から解離される。そうすることによって主人格は，外傷に伴う苦しい体験を避けることができる。DIDの患者は複数の外傷体験を持っていることが多いので，それぞれの外傷によっていくつかの"traumatized self"がつくられる。したがって一つの人格の中に何人かの人格（交代人格）が共存することになる。各交代人格は他の交代人格を知らないし，コミュニケーションもない。多くの人格の統合をはかるためには，人格同士のコミュニケーションが起こるように治療を進めてゆかなくてはならない。筆者は数例のDID患者を治療したが，基本的には力動的精神療法のオリエンテーションが必要であった。DIDの外傷としては幼少時期に父親（または継父）から受けた近親姦（incest）が最も多い。したがってDIDの患者の大部分は女性である。

神経症，特にパニックとPTSD

　神経症圏に属する疾患として，DSMにおける不安障害（パニック，恐怖症，急性ストレス障害，PTSD，全般性不安障害），心因性身体症状，気分変調性障害（従来の抑うつ神経症），強迫症，適応障害などがある。力動的精神医学の立場から，ここではパニックとPTSDを取り上げたいと思う。

　パニックを訴える患者は最近増えているが，周知のようにそれは脳の機能的異常によるものであることがわかり，その治療には薬物療法（特に抗うつ剤）の重要性が強調されている。しかしパニックを訴える患者を治療すると，パニック発作が起こるまでに慢性のストレスを体験していることが多く，また発作の引き金となる心的誘因が特定されることが多い。そのような誘因としては重要な人物との別離，または喪失の体験などがある。このような心理的要因を取り上げる精神療法を薬物療法と同時に行わないと，薬物療法で一時的に症状が改善しても，再発することが多く，ときには症状が慢性化する。

阪神大震災によって，日本ではPTSDという言葉が日常語になったが，アメリカの精神医療では，災害によって引き起こされる精神障害という概念は，長い歴史をもっている。その先駆は第一次，第二次世界大戦の時に多くの兵士にみられた戦争神経症である。ことにベトナム戦争から帰還した兵士にみられた戦争後ストレス障害は，彼らの家族，一般人，精神医医療者の注目するととととなり，PTSDとして概念化された。これと同じ頃（1970～80年代）に自然災害（地震，ハリケーンなど）によるストレス障害の臨床的研究とがあいまって，1980年に出版されたDSM-IIIに，それらがPTSDとして明確に定義された。これらは自然災害のみでなく人的災害（飛行機事故，テロ事件など）によっても引き起こされる。また個人の生活史にみられる外傷体験，特に個人の生死に関わる恐怖体験，幼少時に受けた虐待の体験（精神的虐待，身体的虐待，性的虐待など）がPTSDを引き起こすことが精神医療でみられるようになった。

　いわゆるトラウマ・カウンセリングにおいては，まず治療者は患者（または被害者）に信頼されるように，安定した治療関係を確立することが基本である。そのような治療関係の枠組みの中で患者は外傷時に体験したであろう感情（それまで否認，抑圧，解離されていた）に直面し，それを表現することができる（除反応，カタルシス）。ただこの感情表現のみに終わってしまうと，患者は外傷を再体験し，再び傷つけられてしまう。治療的にはこのような感情表現のあとその外傷体験についての知的理解，まとめのフォローがきわめて重要である。

　PTSDを災害地で治療する場合，治療する人たちの心のケアも大切である。被害者と共に被害状況を日夜体験するためにその体験が外傷となって，彼らもPTSDを起こしてしまうことがある。災害地で救急の仕事をしたあと，3時間以内に小さいグループを作って，お互いにその日の体験を話し合い，サポートし合うというプロセスが必要である。このプロセスはCISM（Critical Incident Stress Management）あるいは簡単にデブリーフィング（Debriefing）と呼ばれる。CISMのグループをもつためには，CISMの訓練を受けた精神医療専門家が必要であり，彼によってグループがリードされる。CISMを規則的に続けることによって，ケアをする人た

ちは，精神的，身体的エネルギーを保つことができ，ストレスによって燃え尽きてしまうことを防ぐことができる。そして自らの PTSD の発症を防ぐことができる。だが最近は治療者の感情をシェアすると PTSD の発症が起こりやすいということから，これは中止され，出来事の体験のみのシェアが勧められている。

人格障害

DSM によると人格障害は 3 つの群（Clusters）に分けられ，全部で 10 種類の人格障害がある。そのうちアメリカの精神医療で過去 20 年くらいの間に最も問題になった人格障害は，境界性人格障害と自己愛性人格障害である。

境界性人格障害

ガンダーソン（Gunderson, J. G.）によると，境界例に関する論文は 1980 年代におびただしい数にのぼり，これほど徹底的に，そして深く研究された人格障害は今までに全くなかったという。これはこのような患者が激増してきたからか，臨床家のみる眼が肥えてきて，容易に診断できるようになったからか，おそらく両方の理由があるのであろう。また境界例の患者は，人間の直面せざるを得ないいろいろな心理，たとえば生と死の問題，他人に対する愛と憎，依存と独立などの葛藤を病的に極端化した形で，華々しく呈示してくるので，精神療法家の間に関心と興味をひきたてたのであろう。

周知のようにカーンバーグ（Kernberg, O.）が彼の見解を 1975, 1976 年に発表して以来，彼の境界例理論は，一つの基準とみなされるようになった。

彼は境界例患者の基本的病理が過度の攻撃性によるものとし，それが体質的なものか，あるいは育児環境における過度の慾求不満によって起こるものとした。患者はこの激しい怒り（大部分は無意識）によって自分が壊されるという脅威から逃れようとして，この怒りをもった「悪い自分」を他人に投影し，「良い自分」を保とうとする。その結果「良い自分」と

「悪い自分」との間の分裂（splitting）が起こり，人格は分裂したままの状態で発達が止まっている。境界例の患者はこの自己の分裂を他人に投影して，他人を「良い対象」と「悪い対象」とに分裂し前者を理想化して後者を脱価値化する。したがってひとりの対象に対して普通の人のように愛と憎の両方の感情（ambivalence）をもつということができない。この分裂の防衛と関連してよくみられる原始的防衛に投影性同一化と呼ばれるものがある。この防衛では，自分の一部（たとえば怒っている自分）を他人に投影して，その投影された自己に自分が同一化するという現象がみられる。このプロセスにおいて患者の無意識の感情の操作によって治療者の感情（とくに怒り）が誘発されて，患者の感情の嵐に巻き込まれてしまうことがある。

　Adler と Buie は，境界例の病理を自我の構造の欠陥によるとした。つまり境界例患者は，自分を慰めてくれる人の取り入れ（introject）が自分の人格のなかにできていないので，重要な人物との離別が耐えられない体験となる。離別に伴って怒りが強く起こり，過去の重要な人物（治療を受けているときは治療者を含む）についての記憶（evocative memory）が失われ，このような人たちからの抱え込み（holding）や慰め（soothing）を渇望する。しかし親密な人間関係が得られると，それにのみこまれるのではないかという不安が起こり，この２つのジレンマに陥る。彼らはこのジレンマを治療のなかで行動化する。また彼らは原始的な罪悪感をもっていて，それを自己破壊的に行動化する。あるいは「悪い自分」を治療に投影して，治療を悪いものと感じ治療から脱落する。

　治療過程において，治療者が患者の激しい怒りを耐容して生き抜いてゆくことが最も大切であるとされる。この過程を通して境界例の病理は自己愛の病理に変容してゆくという。これにいたるまでの過程で，治療者は患者にいわゆる「抱える環境（holding environment）」を提供する。これはカーンバーグの主張する，患者の怒りに対する早期の解釈と対照的である。

　マスターソン（Masterson, J. F.）とリンズレー（Rinsley, D. B.）の理論は，カーンバーグの理論とマーラーの分離‐個体化の発達理論を用いたもので，乳幼児が親から独立しようという発達時期に，親がその発達を阻害

して境界例の病理の根をつくるという理論である。

　つまり幼児が独立しようという気配をみせると，子どもを罰するか，愛情を示さず冷淡に，また子どもが依存を示してくると，愛情を与える，という育児過程のために，子どもは自分の持つ本来の独立への欲求と，独立に必要な親の愛情への欲求との間にはさまれて，自己の発達が阻止される。このようにして子どもの心の中で，母親のイメージが二つのユニットに分裂しており，それらは依存的な子どもに対する愛情的な母親像と，独立的な子どもに対する拒絶的な母親像である。治療状況において，これらは治療者との転移として再体験される。治療者はこの分裂の規制を指摘し，患者をそれに直面させ，患者の独立しようという意図を認識し受容する。この過程で患者は「見捨てられうつ病（abandonment depression）」を体験するので，そのワークスルーが大切となる。

　他に，いくつかの境界例理論が報告されており，ことにガンダーソンは記述的，力動的観点から境界例の病理を論じている。その他の理論は以上述べた理論と重複するところが多い。

　以上の理論のうち，どの理論が一番正しいというのではなく，自分の治療している患者の病理を理解するのにどの理論が最も妥当であるか，また治療が進展するにつれ，他の理論にふりかえたほうが治療の力動を理解しやすいということもある。境界例患者の病理の流動性を考えると，治療者も柔軟な考えで治療する必要がある。しかし治療者が理論や態度を変えすぎても患者は混乱を起こすし，またその逆にかたくなに一貫した態度を取ると，患者はついてゆけない。この辺のところをいつも考えながら治療を続けてゆかねばならないのが，境界例患者の治療の難しさであろう。

　近年，境界例の患者の生育歴における大きな特徴が指摘されている。それは彼らが幼少時，親または親族からなんらかの虐待を受けていることが多いということである。それらは精神的，身体的・性的な虐待を含む。このような外傷体験が境界例患者の症状を特徴づけているという理論である。この理論を極端におし進めると，境界例は PTSD の一つということになる（複雑性 PTSD，ハーマン）。

自己愛性人格障害

　自己愛に関する精神分析理論はフロイト以後いろいろと報告されているが，コフートが1971年に彼独自の自己愛理論を発表して以来，自己愛理論に関する臨床的研究が相次いで発表された。DSMによって定義された自己愛性人格障害患者が治療を求めることは少なく，実際の臨床ではむしろ漠然とした症状（慢性の抑うつ，自己についての無価値感，人生における方向喪失感，人間関係の障害，心気症など）で治療を求め，治療過程で自己愛の病理が明らかになってくることが多い。

　このような患者のいわば隠れた自己愛の病理を理解するのにコフートの理論が役に立つ。彼の理論を要約すると，患者の自己愛の病理は幼少時に親（特に母親）から充分な共感をもって育てられなかったこと，また親（ことに父親）を理想化する体験が乏しかったことのために，健康な自己愛の発達が阻止され，それが原始的な状態にとどまっているとするものである。

　「健康な」自己愛という概念は新しいもので，自己愛をすべて「原始的」「病的」としたフロイトの概念と対照的である。治療者は治療の進展に伴って発展してくる自己愛転移を認識し，それを共感的に解釈する。治療関係の中で次第に露呈される，患者の原始的，誇大的自己愛ニーズは，理想化転移（患者が幼少時満たされなかった理想化のニーズが治療者に向けて表現される），鏡転移（患者が幼少時満たされなかった誇大的自己のニーズを治療者が鏡のように反映して満足させる）として表現される。

　治療者‐患者関係は真の人間関係（あるいは対象関係）ではなく，治療者は患者の自己愛の一部となったり（鏡転移）また逆に患者の自己愛が治療者の一部となったりするので，自己と対象が自己愛的に融合しているところから，「自己‐対象」関係，または「自己‐対象」転移と呼ばれる。患者が自分の自己愛の傷つきを共感して解釈してくれる治療者の「機能」を内在化することによって，患者の自己愛は次第に健康的に成長，変容してゆく（変容性内在化 transmuting internalization）。

　これに対照的な自己愛理論を展開しているのがカーンバーグである。彼によると自己愛患者の自己の構造は極めて病的である。患者は偽りの自己

充実感をもち，他人から何も必要としないと思っている。患者は他人に対する羨望や怒りの感情にたえられないので，自己愛の防衛機制を形成するものであるとする。自分の自己愛のニーズを満たす人のことを理想化するが，その人によっていったん自分の自己愛が傷つけられると，容赦なくその人との関係をたち，その人を脱価値化する。

　カーンバーグによると，自己愛患者では，自分についての誇大的な感情を対象に投影することによって，対象の理想化が起こるという。つまりこの理想化は患者の防衛である。この点カーンバーグの理論はコフートのそれと画然と異なっている。コフートの理論によると，患者の理想化は幼児の時期に満たされなかった理想化のニーズが次第にあらわれているのであるから，それが自然に発展するように治療的雰囲気を作ることが大切とされる。そして治療関係の中で理想化の体験が傷つけられたとき，それを共感によって癒すことが大切となる。カーンバーグによると，理想化は患者の防衛であるから，それは治療者によって指摘されねばならず（直面化），そしてその裏にある患者の羨望，怒り，自分についての無価値感などを体験させ，それらの感情を徹底操作して自己愛の病理を解決させる。

　このように自己愛については，非常に対照的な2つの理論がある。実際の臨床では，これらの理論を念頭において，状況により，2つの理論をうまく使いこなしてゆくことが必要であろう。

統合失調症

　ガンダーソン（1984）によると，薬物療法と共に力動的な洞察志向精神療法を行った統合失調症患者群と，支持的‐現実志向の精神療法を行った患者群の治療経過を2年にわたって対照研究したところ，入院期間，社会復帰の状況などからみると，後者の精神療法的アプローチのほうが有効であったという。この研究では患者は無差別的に選ばれたが，力動的な洞察志向精神療法の適応とみられる患者のみをとりあげて再検討してみると，それがこれらの患者に最もよい治療効果を示し，治療脱落の率も少なかったという。

　薬物療法が導入される前は，サリバン学派による力動的精神療法が試み

られたが，薬物療法の進歩に伴い，それが最も重要な治療法とみなされるようになってきたのは周知の通りである。薬物療法と同時に，精神科病棟における"Token Economy"の方式が，1960年代から1970年代にかけて行われ，その後リーバーマンら（Liberman, R. P. et al. 1987）が慢性の統合失調症患者に対してSSTを試み，それが一般化した。

　SSTなどの行動療法と並行したもうひとつの動きは，家族に対する心理教育である。服薬継続の重要性，患者の病気の説明など，具体的に，丁寧に説明される。それは4～5セッションにわたって行われる。患者の症状が安定したときは，このセッションに患者を含めるときもある。一般的には，がんの告知と同じく，病名の告知を行うが，ただ告知するだけでなく，それについての精神療法的フォローが必要である。

　今日，家族についての治療者の考え方は，1950～60年代にみられたような，家族がストレスの源（Schizophrenogenic）であるというものではなく，家族は患者の病気回復，社会復帰にとって重要な資源（resource）であるとする。日常生活における問題解決の方法，ストレスの解消の方法などを家族と共に話し合い，ことに家族の中でのいわゆる「高感情表出（high expressed emotion）」にどう対応するかなどを話し合う（Vaughn, C. 1984）。病気の再発にあたっては，救急家族療法的に危機介入し，再発のきっかけとなったストレスを特定し，それにどう対応するかなど，家族全体として話し合う。そうすることによって入院や将来の再発を予防することができ，家族全体としての機能も高まって，患者の社会復帰が促進される。

　このように統合失調症に対する精神医療は，薬物療法，行動療法（SSTを含めて），家族や患者に対する心理教育，支持的精神療法，力動的な救急精神医療などの統合によって特徴づけられる。

その他
　アメリカの精神医療で重要な課題となっている，アルコール依存症，摂食障害（食物への依存），ニコチン依存症，それらに関連のある共依存やACCAの問題などいわゆる嗜癖行動（addictive behavior）などがある。

またコンサルテーション・リエゾン精神医学におけるターミナル患者の心のケア（がん，AIDS など），がんと同じく死因の高い心臓血管患者の心の問題，治療，予防など重要なトピックスがある。

コラム■米国における新しい医療活動「マネージド・ケア」

　近年における医療費の急激な高騰に対応するため，民間の保険会社が対応策として発展させた保険医療システムを"managed care"（管理された医療）と呼ぶ。1960年までは，privateの精神医療費は，患者や家族によってprivateにはらわれることが多かった。1970年代から民間の保険会社が医療費をはらうようになり，精神医療費もそれに含まれた。ところが1970年代から1980年代にわたっての活発な精神医療活動，ことに境界例患者の長期入院治療は非常に高価なものとなり，保険会社が精神医療を保険の枠からはずそうとする動きがたかまった。また一般の医療と同じく，精神医療が保険支払いの対象となるためには，それが医療の必要な疾患であること，つまりDSMで認められた精神障害でなくてはならない。アメリカでは自己のメンタルヘルスの改善，自己開発などの目的で精神科医を訪れることがあるが，もちろんこれらは保険医療の対象とならず，自費で払われねばならない。そして入院治療は（緊急入院を除いて）治療前に承認されなくてはならず，そして治療は入院中保険会社によってレビューされる。

　保険会社にはケースマネジャー（ナースかPSW）がいて，治療状況を治療が終結されるまで継続的にレビューする。たとえば患者が入院すると，すぐに主治医に電話してきて，患者の症状，治療目標，治療手段，退院計画などについて質問する。患者の症状の重篤度によって4〜5日とか1週間の入院治療が承認される。その期限が切れる前にまた電話してきて患者がよくなっているかどうかをチェックし，その時の状態によってまた数日の入院継続が認められるというふうに，患者が退院するまでしつこく治療状況をチェックする。患者が1日余計に入院するだけで1000ドル近い入院費がかかり，それに医師の診療費も追加されるので，保険会社（ケースマネジャー）としては，一日も早く患者を退院させたいわけである。

　外来治療のレビューは入院治療ほどでないが，患者の症状，治療目標，治療手段，治療終結の計画などペーパーでケースマネジャーとの連絡が1〜2カ月ごとに行われる。

　このように，保険診療は保険会社によって"manage"されていて，精神科開業医がもっていた独立性，自立性がおかされつつあり，精神科開業活動に不満をもつ精神科医が増えている。APAはこのマネージド・ケアが精神医療の質を低くすることを恐れ，個々のAPAメンバーとともに，いろいろと政治的活動を行ってきた。このようなマネージド・ケアを嫌って自費診療のみを行う精神科医も出てきて，それを望む患者の数が少しずつ増えてきているのが現状である。

3. 力動的精神療法のこれから

　この章では力動的個人精神療法がアメリカの力動的精神医療という大きな枠組みのなかでこれまでどのように位置づけられ，どのように発展し，また現在どのように発展しつつあるかを述べた。
　私は1960〜70年代にアメリカの力動的精神医学がピークに達していた頃，精神科のレジデントとして，力動的個人精神療法，力動的集団精神療法の訓練を受け，またそのあと精神分析の訓練も受けることができたのは，幸いであった。
　ここ10数年間アメリカの精神医学では生物学的精神医学が優性となり，それを極端に推し進めて，レジデントの訓練もそうすべきだという一部の精神科医が現れた。そしてレジデントの訓練にも精神療法のプログラムを選択制にしたところもでてきた。しかしそのような訓練を受けて開業した精神科医は実際の診療において，精神療法の重要性を悟り，精神療法のスーパービジョンを受けながら臨床を続ける人も出てきた。
　APA（アメリカ精神医学会）の卒後研修委員会は，精神科医にとっての力動的精神療法の知識と訓練の重要性を再確認し，レジデントの研修カリキュラムに少なくとも力動的短期精神療法を必須のプログラムにするという動きが出た。そして委員会は6つの精神療法の基礎を学ぶべきであるという結論に達した。この6つとは，長期力動的精神療法，支持的精神療法，認知行動療法，短期精神療法，薬物療法と併用される精神療法である。その手始めとしてこれらのテキストの出版が提案され，このシリーズの編集長としてギャバード（Gabbard, G. O.）が任命された（2002）。これら6つの精神療法の専門家は各自の著書を出版し，それらはすでに出回っている。ギャバード自身「長期力動的精神療法」を著している（Gabbard 2004）。

アメリカの精神医学はかつての狭義の分析的精神医学から，現在の狭義の生物学的精神医学に，極端に振り子が動いたようである。しかしそれらは広い意味での力動的精神医学として統合されつつある。また極端なマネージド・ケアに対する批判も厳しくなっている。

　経済原則とともに，患者が充分に治療を受ける権利，精神医療の独立性なども視野にいれたバランスのとれた精神医療がアメリカで発展することを私は期待している。

　振り返って日本の精神医療はどうであろうか。国民皆保険ということで，誰でも容易に精神医療を受けられるが，5分面接，薬漬けなどの精神医療に対して国民の不満は高まっている。患者の呈示する問題，症状，ニーズなどは10数年前と比べるとずいぶん変わってきている。

　日本の精神医療者はこのような変化に対応して，患者のニーズに応えているのであろうか。精神医療の改革のためには，保険診療の体制の改革とともに，心の問題を扱う心の専門家の心の改革も厳しく求められる。そのためには，患者の人権を重んじる力動的精神療法の考え方が一つの重要なリソースになると思う。

第2章
精神分析理論の概要
―古典から現代へ―

1. 古典的精神分析——フロイトの原点

　フロイトはもともと神経生物学者として，大学で教育と研究にあたっていたが，結婚した後，経済的な理由から神経内科医として開業した。彼のみた患者のなかでヒステリー性転換症状（現在の解離性転換症状）が催眠的暗示によって消失するのに興味を抱き，それは患者が抑圧していた心内葛藤に伴う感情が発散されるために起こると彼は理解した。そしてこの現象を「カタルシス」と呼んだ。その後彼は催眠療法を続けたが，症状改善が一時的なもので，患者が自分に極度に依存する現象を繰り返し体験したので，彼は催眠療法を断念し，それにかわる治療法を探索して，ついに自由連想法に到達した。この方法によって，患者は過去にあった事件を回想し，無意識の心の中にうずもれていた欲求，願望，それらについての葛藤，感情にアクセスできるようになる。彼は解釈によって無意織の葛藤を意識化させ，葛藤にともなう感情を発散させて治療するという方法をとった（欲動心理学）。しかし葛藤を意識化しても，その葛藤は再び無意織の心に戻り，症状の解決に至らないことをフロイトは発見した。むしろ葛藤を無意識化している自我の病理（防衛，特に抑圧）を治療することが先決であると考えた（自我心理学の芽生え）。

　自由連想を続けるうちに，患者は次第にフロイトに対していろいろな感情を抱くようになった。その一部は患者が過去に重要な人物と体験した葛藤的な関係の再体験であるとフロイトは理解し，この現象を「転移」と名づけた。それがフルに発展した現象を「転移神経症」と名づけ，それに至る過程，とくに抵抗の分析が大切であることを発見した。

　いろいろな場面でくりかえし起こる転移を解釈し，それを過去の体験に結びつけることによって，患者はその葛藤について「洞察」をもつように

なる。フロイトはここに至る転移解決の治療プロセスをワークスルー（徹底操作）と呼んだ。

　治療技法としては，患者が自分の心を治療者に自由に表現できるように，治療者は「中立的」な態度をとり，患者のためのブランクスクリーンになる。患者の欲求をたんに満足させず，その欲求の裏にある無意識の心（欲求，願望など）を探ることが治療の原則であるとし，これを「禁欲原則」と呼んだ。

　フロイトは患者が報告する夢にも興味をもった。夢の内容が患者の幼少時期における無意識の葛藤と関係があると考えたからである。フロイト自身多くの夢を体験しその自己分析も行った。その結果夢は人間の無意識の願望を変容した形で満たすものであることをフロイトは確信するようになった。

　この夢の研究を続けていた頃，彼は患者の連想が現在から遠い過去に向かってゆくことを発見し，ついに人間のリビドーは口唇期，肛門期，性器期，ついにはエディプス期にいたることを発見した。そしてこのエディプス期における葛藤の未解決が神経症の原因であると考え，その裏に去勢不安があるとした。エディプス葛藤の解決は人間の心が健康に成長するために最も大切であり，それによって人間の超自我が確立されるとした。

　1920年までフロイトは性的欲求（リビドー）がすべての葛藤，精神病理のもとであると考え，攻撃欲は性的欲求の一部とみなしていた。1920年にフロイトは攻撃欲が性欲とともに人間の主要な欲求，衝動であると考え，いわゆる二重衝動説（the dual instinct theory）を提唱した。その後彼は人間の攻撃欲について悲観的になり，それは自己破壊的であること，それは人間の死の本能（the death instinct）によるとした。そして攻撃欲は死の本能が外在化したものであるとした。

　1923年に彼はそれまで提唱していた，心の局所論（意識，前意識，無意識）を根本的に再構築して，いわゆる，心の三層構造論（イド，自我，超自我）を展開した。無意識のプロセスは自我や超自我にもあるとし，たとえば無意識の欲求に対する自我の防衛も無意識であること，また超自我の無意識な働きによって，罪悪感，自己懲罰的行動が起こることなどを発見した。

2. フロイト以後の精神分析

　フロイトは精神分析を心の科学として位置づけ，心の現象は自由連想法によって客観的に研究できると確信し，彼の方向づけに乗らない同僚や弟子と決別した。その中にアドラー（Adler, A.），ユング（Jung, C. G.），ランク（Rank, O.），フェレンツィ（Ferenczi, S.）らがいる。ユングは彼自身の分析学派を築き，それは現在に至っている。フェレンツィの考えは，英国の対象関係論，アメリカの対人関係精神分析理論の中に復活している。ランクの「意志」に関する理論は，現代のシェーファー（Schafer, R.）の精神分析理輪（"agency"）に関係している。アドラーの攻撃欲説はフロイト自身によってとりいれられた。

　1938年にフロイトは娘のアナ・フロイト（Anna Freud）とともにナチの迫害から逃れるためにウィーンからロンドンに移住した。その頃から（アナ）フロイディアンとクライニアン（後述するクラインの学派）との対立はますます激しくなり，ついに英国の精神分析協会はこの2つの分析学派が対立したまま共存することとなった（"the gentleman's agreement" 1944）。このいずれにも属さない独立派（または中間派とも呼ばれる）がフェアバーン（Fairbairn, W. R. D.）やウィニコット（Winnicott, D. W.）らによって作られ，英国の精神分析活動は現在もこの3つの独立した学派によって続けられている。一方アメリカの精神分析は，ヨーロッパで活躍していた多くのフロイディアンがナチの迫害を逃れてアメリカに移住したため，自我心理学が多少修正されながらも成熟した形で発展していった。自我心理学者であったコフートが1970年代に「自己心理学」を確立したのはアメリカの精神分析における画期的な事件であった。

1）自我心理学（米国）

基礎理論

　防衛機制

　アナ・フロイト（1936）は父の遺志を継いで，無意識の欲求，願望に対する自我の防衛機能を組織的に研究し，各防衛機制の力動的意義を詳述した。これは自我心理学の基礎となった。その後米国の自我心理学者は防衛機制をさらに詳しく研究しそれらが報告された。

　それらをまとめると表1のようになる。

　最も病的な，原始的な防衛は否認である。自分の感情（攻撃欲など）は自分に不安を引き起こすため，それを否認しそれを他人のせいにする（他人に投影する）自分ではなく，他人が自分に怒りをもっていると解釈して被害的になる。また恐怖に満ちた内的現実を否認してそれを外界に投影し外界を歪曲して感覚する。このような状態では現実検討能力が欠如している。

　精神病的ではないが，次に未熟な防衛として，投影がある。自分の病的な，または異常な行動を正当化しようとして他人を責める。たとえば子どもが廊下を歩いていて，椅子にあたって自分の足を痛めたとき，そこにおいてあった椅子が悪いと椅子を攻める。これは外在化とも呼ばれる。

　分裂気質的空想とは現実のなかで満たされない欲求を空想のなかでみたそうとするものである。

　心気症は病的な身体化であり，自分の身体症状が悪性疾患（たとえばがん）ではないかと心配（ときに確信）する。たとえば他人との人間関係がうまくゆかず，そのために起こった怒りを自分の身体に備給し，自分の身体との小さな対象関係に退行することがある。その関係のなかでますます自分をいためつける（身体症状の悪循環）。心気症では，身体症状の中に逃げ込むことによって辛い現実に直面しなくてすむ。

　受け身的‐攻撃的行動では，自分の怒りを相手に直接的に表現せず，たとえば相手がいやがるような行動を繰り返し行って，相手を攻撃する。

　行動化とは自分の感情を行動に示すことをいう。たとえば患者が予約の

表1 自我の防衛機制

精神病的な防衛	否認，妄想的投影，現実歪曲
未熟な（immature）防衛	投影，分裂気質的空想，心気症，受け身的-攻撃的（passive-aggressive）行動，行動化，解離
神経症的防衛	抑圧，置き換え，反動形成，知性化
成熟した（mature），または健康な防衛	利他性，ユーモア，禁圧，予期，昇華

時間に遅れるという行動がパターンとなったとき，それは患者の治療者に対する気持ちの表現であることが多い。

　解離は，心的外傷患者の防衛であることが多く，患者は外傷体験を思い出すことが辛いため，それを自分の記憶から分裂（split）させてしまい，それを想起できなくしてしまう。これを解離性健忘という。

　外傷患者が予期に反して，突然，家庭または職場から離れて放浪し，過去を想起できなくなることがある。このようなとき自分の同一性について混乱し，ときに全く新しい同一性を装う。こうして，外傷を負った自分を忘れようとする。これを解離性遁走という。

　解離性同一性障害（DID，以前の多重人格障害）では，主人格は外傷体験を自分一人ですることを避け，いくつかの自分（交代人格）に分けて体験させる。そうすることによって，主人格は外傷に伴う苦しい体験を避けることができる。DIDの患者は複数の外傷体験をもっていることが多いのでそれぞれ外傷を受けたいくつかの自分（交代人格）がつくられる。したがって一つの人格の家の中に何人かの人格が共存することになる。各人格は他の人格を知らないし，コミュニケーションもない。

　神経症的防衛の中で抑圧（repression）はフロイト（Freud, S.）が最もしばしば引用したものである。この防衛では患者が自分の感情や葛藤を完全におさえてしまい，それらを無意識のものとしまう。したがってそれらに患者の意識した心はアクセスすることができない。治療者もできない。催眠を使えば意識化することができる。また自由連想でゆっくりと時間をかけて意識化してゆくことができる。

　置き換えとは葛藤を持った相手に気持ちを表現できず，だれか別の相手

に置き換えて気持ちを表現することをいう。たとえば職場の上司に対する怒りを同僚に向けて表現したり，家に帰宅してから家族にあたったりする。

　反動形成とは自分の気持ちとは反対の気持ちを相手に表現することをいう。たとえば，相手に対して強い怒りを持っているのに実際はやさしい態度で接する。

　知性化とは感情を抽象的な知的活動に変容してしまうことをいう。強迫神経症者はこの防衛を使うことが多い。

　健康な人が使う成熟した防衛としては博愛的な精神で他人につくす利他的活動，大変な状況をユーモアの精神でのりこえてゆくなどがある。ただこれらが自分を犠牲にしたものであると燃え尽きてしまい，長続きしない。

　禁圧（suppression）は自分の感情を意識的におさえていることで，それらにいつでもアクセスすることができる。自分の感情を意識できるかどうかが抑圧との大きな違いである。

　予期というのはストレスのかかる事態を目前にひかえ，そのとき体験するであろう感情や葛藤を前もって予期してそれらをプロセスしてその準備をすることをいう。そうすると実際にそのことを体験するときもスムーズにことを運ぶことができる。「予期」せずにストレスの多い状況にとびこんでしまうと，急に不安状態になったり，パニックになったりする。

　昇華とは自分の心のなかで体験している緊張感や葛藤的感情を運動や芸術的活動などで健康的に発散することをいう，このような活動を普段から規則的に行うことによって，不安やうつの発症を予防することもできる。

構造モデル

　防衛の概念とともに人間の心の構造と機能を理解する手段としてフロイト（Freud, S.）は三層人格構造モデル（Tripartite Structural Model）を提供した（表2）。これは彼が先に提供した心の局所論（無意識，前意識，意識）に代わるものである。これらの概念群（「イド」，「自我」，「超自我」）はあくまでも仮説であり，人間の言行や気分の動き（いずれも意識的，無意識的な）を理解するための道具であり，実体があるわけではない。

　イドは分化された，または未分化の衝動（リビドー，攻撃欲）の貯蔵庫

表2 フロイトの三層人格構造モデル

1) イド (Id)	1. 衝動の源泉，貯え
	2. 発散を求める
	3. 快楽原則
	4. 無意識の精神プロセス，「一次的過程」(primary process)
2) 自我 (Ego)	1. 衝動のコントロール，現実原則
	2. 自分の心の内界と外界の状況を判断して自分の行動を決める。「二次的過程」(secondary process)
	3. 現実との関係。現実感，現実検討，現実への適応
	4 対象関係の安定性を維持する。そこから満足感をうる
	5. 自分の仕事についての責任と勤勉
	6 統合機能
	7. 自律的な自我機能。感覚，知覚，運動，思考，言語，記憶，学習，理解，直感
3) 超自我 (Superego)	1. 禁止機能と指示機能 ("should not do" and "should do")
	2. 道徳的良心と価値観

であり，エネルギー源である。それは常に発散を求めている。発散されると快感を感じるので，これを快楽原則と呼ぶ。ここで起こる精神過程はすべて無意識である。思考はまとまらず，非現実的である。イドにおける精神過程は臨床的には精神病状態である。

　自我はイドが発散を求める衝動をコントロールし，現実に適応しようとする。自分の内的現実と外界の現実との違いを認識し（現実検討能力），思考は合理的，現実的である。また自我は自分の中に起こっているばらばらの感情，感覚，思考を統合する機能がある。自我による精神過程はイドの精神過程（一次的過程）に対して二次的過程（secondary process）と呼ばれる。自我はイドからのプレッシャー，現実や超自我の期待という3方向からの圧力に対応して現実的に機能してゆかなくてはならない。

　超自我は人間の良心として機能し，反社会的または非人間的行動を禁止し規制する。これは狭い意味での超自我であるが，それと同時に理想自我

的な面をもっており，人間の健康な野心の達成を促す。前者の禁止的機能が発動したときは，罪悪感を引き起こし，理想自我の期待にそえなかったときは，恥の感情が体験される。

リビドーの発達理論（精神性的発達 Psychosexual Development 理論）

リビドーはふつう性欲と訳されるが，フロイトはそれを広く考え，人間の未分化な心身のエネルギーから発する衝動，欲求も含めた。それが次第に分化して狭い意味の性欲になるが，それは，心が発達して性器期またはエディプス期に達したときである。性器期に達する前に人間は口唇期，肛門期という大切な発達時期を体験してゆく。

1) 口唇期（0～1.5歳）

乳児の欲求，衝動，ニーズ，感覚，表現の仕方が口の周辺に集約されている。体全体の皮膚感覚が接触を求めている。

①前半期（libidinal）：口の渇き，空腹感のため緊張し，泣き叫ぶが，それによって乳が与えられ，鎮静し満足感を得る。授乳時，母親との身体的接触があり，快感を伴う皮膚感覚を体験する。

②後半期（aggressive）：噛む，噛み砕く，吐く，泣く，原始的破壊衝動との関連で噛む，のみこむ，破壊するなどの行動がある。

• 発達目標

乳を与えてくれる対象との信頼に満ちた依存関係を確立すること，口唇期依存欲求を葛藤なしに表現できること，そしてそれが満足されること。

• 病理（固着）

依存欲求の過度の充足により，過度の楽感主義，自己愛が起こる。または過度の剥奪により悲観主義，うつ，抑うつ人格障害が起こる。

この時期の病理として依存性人格障害があり，他人の世話や指示をしきりに求める。ねたみ，羨望を感じやすい。

口唇期を健康に通過すると，のちにギブ＆テークのできる人となり，極度の依存やねたみなしに他人に信頼感をもって頼れる（「基本的信

頼」），それと同時に自分にも頼れるようになる。

2) 肛門期（1.5〜3歳）
　肛門括約筋の発達により，糞を自発的に出したり，ためたりすることができるようになる。
　• 発達の意義
　①糞を母親に対して発射することによって，攻撃欲を発現する。同時にそれは母親へのプレゼントにもなる。このようにアンビバレンスを体験するようになる
　②口唇期における受け身性から能動性への変化。
　③トイレットトレーニングにおける母親との葛藤を体験する。母親に従って糞を出すか出さないかが問題となる。自律性，独立性の芽生え。
　• 発達目標
　母親への依存から独立への動きを確認する。締めることと緩めること（Holding and letting it go）の間のバランスを発見すること，健全な肛門筋のコントロールの発達，健全な自律性の発達。
　• 病理（固着）
　肛門筋の過度のコントロール（便秘），またはコントロールの喪失（噴出），攻撃欲に対する強迫的な防衛，または攻撃欲の爆発。
　この時期を健康に通過すると，のちに勤勉，倹約，辛抱，適度の几帳面の人格特徴が発展する。

3) 性器期，エディプス期（3〜6歳）
　性器への興味と性的興奮の時期。
　• 発達の意義
　女の子：ペニスがないということを意識し出す。去勢されたという空想，父のペニスを得たいという願望，ペニスのない自分をつくった母に対する怒りを持ったり，父の子どもを得たいという願望を持ったりする。父の愛情をめぐって母と競争関係に入る。

男の子：母に対する愛情，性的感情のため，母をめぐっての父とのエディプス的葛藤を体験し，それに基づく去勢不安を体験する。自分の大事なものを失うよりは，父と同一化して父と同じように母に愛されたいという選択に落ち着く。父の取り入れは超自我の発達を促進する。

- 発達目標

性的同一性確立の基礎づくり，超自我確立の基礎づくり。

エディプス以前の各時期での未解決の課題を性器期の枠組みの中で解決する。

罪悪感，恥の感情にコントロールされずに，性的な興味，関心，感情をもちうること。

- 病理

未解決のエディプス葛藤，去勢不安はのちに神経症の原因となる。エディプス不安はエディプス以前の固着時期への退行を起こしやすい。

4）潜伏期（7〜12歳）

性的衝動が静かになっているときで，エディプス期から思春期への移行期である。

- 発達の意義

同性の友達との交流が多くなる（一時的な，健康な同性愛）。

勉強や遊びへの没頭によって，内的衝動が昇華され，実際的な技術（skill）が発達する。

- 発達目標

エディプス的な同一化がさらに強められる（家族外で）。

性的衝動が静かになるため，自我の構造が安定しスキルをマスターできる。

家の中でのエディプス的な同一化を補う形で，家族外の同性の大人（先生，コーチ，他の大人たち）との同一化が促進される。

- 病理

この時期になって，衝動の内的コントロールが充分でないと，勉強

やスキルを発達させるためのエネルギーが充分に昇華されない。一方それが過度にコントロールされると，人格の発達が阻害され，強迫的となる。

潜伏期はポスト・エディプス（post-oedipal）の発達時期として大切である。これまでの各発達時期で達成したものを，さらに人格の中に統合してゆく時期である。

仕事と愛情（work and love）の両方を楽しむというバランスのとれた大人の生活の感覚の基本を育む時期でもある。

5）思春期（12歳～青年期）

体内のホルモンの分泌と機能が変化して，性的衝動が高まり，性的に成熟する時期である。

- 発達の意義

プレ・エディプス（pre-oedipal）の各時期における未解決の問題が再開され，再作業され，統合される。

性的同一性，大人としての同一性が確立される時期である。

- 発達目標

親からの第二の分離 - 個体化の時期といえる。

近親姦的でない，家族外での異性との健康な対象関係を確立する時期である。

仕事と愛情に満ちた異性関係（work and love）の両方を楽しむことを体験し始める。

- 病理

以前に解決しなかった葛藤の再出現。

この時期に同一性の病理，とくに同一性の拡散（identity diffusion）（Erikson, E. H.）がよくみられる。

以上は自我心理学の基礎理論であり，それはまた精神分析の基礎理論であると言ってよい。したがってこれらを頭の中で完全にプロセスし，消化してから臨床に従事し，また他の精神分析理論を勉強するのがよい。

次に自我心理学の領域で分析理論がどう発展していったのかを辿ろうと思う。

自我心理学の発展
自我の葛藤外領域
1939年にハルトマン（Hartman, H.）は，自我には防衛機能と同時に，生来備わった自律的機能（autonomous ego function）のポテンシャルがあること，そしてそれは普通の生育環境（an average expectable environment）にあれば，畑にまかれた種が芽をのばすように自然に成長してゆくものであること，そして葛藤をもたない，このような"conflict free"の自我機能も大切であることを指摘した。このような機能として，感覚‐運動機能，知能，言語，思考などがあげられる。彼の理論は，それまでの精神分析理論が「欲求‐防衛」という自我病理（葛藤）に向けられがちであったのを，健康的な自我の「適応」機能に注目するものであった。

その後ハルトマンの理論の尾をひくような形で，患者と分析者との間には転移（病理）のみでなく，患者の健康な自我（適応的）と治療者との間に展開される治療同盟のあることが確認されるようになった（Zetzel 1956, Greenson 1965）。

乳幼児研究
フロイトのリビドー発達理論は，彼の臨床経験に基づいて推測的に形成されたものであるが，乳幼児の直接観察によって生後1歳までの発達理論を提供したのがスピッツ（Spitz, R. 1965）である。すなわち3カ月の微笑反応，8カ月の人見知り，2歳初めの"No"という言葉の発生などをあげ，それぞれが心的オーガナイザーとしてどのような発達史的意義をもっているかを論じた。

彼はすでに1946年に孤児院で育てられた乳児の退行的うつ病（anaclitic depression）を報告し，母親という愛情をもった対象（libidinal object）が乳児の心の発達にいかに大切かを論じた。

同じ頃マーラーら（Mahler, M. et al. 1975）は健康な乳幼児の行動や母

子関係を継時的に観察・研究し，乳幼児の自我の発達についての分離‐個体化理論を発表した。すなわち乳幼児は自閉期，共生期，分離個体化期（実践期と再接近期）を過ぎて個体化を完成するという。

　これはフロイトのリビドー発達理論に母‐子という対象関係を組み入れたもので，分析論の中に統合された。

　ジェイコブソン（Jacobson, E. 1964）はこれらの発達心理学的研究結果を基にして，彼女独自の発達理論を展開した。乳児の心は素質と環境との間の絶えざる相互作用によって発達するという。乳児の心は，それが環境をどう感じるかによってオーガナイズされる。それが満足感に満ちたものであれば，リビドーが自我に統合され，心は健康に発達してゆく。

対象関係論への接近

　欲求不満による攻撃欲が強く体験されると，心の発達が阻害される。6カ月頃までに自分と他人（母親）を区別できるようになり，自分のニーズを満たしてくれる良い母親像と満たしてくれない悪い母親像とが統合されてくる。同時に自分の快い感情と不快な感情とを認識できるようになり，自分の感情状態が統合されてくる。彼女はフロイトの死の本能論に対して決定的に反論した。ジェイコブソンの理論は自我心理学の対象関係論への接近を思わせる。

　ジェイコブソンの理論についでより明確に自我心理学とクラインの理論を統合したのがカーンバーグ（Kernberg, O. 1976）である。彼の理論によると，心の発達における第1の段階は自己と対象とを区別する時期であるという。これが達成されないと内界と外界との境界が曖昧になり，後に統合失調症などの精神病を発症する。第2の発達時期は分裂（Splitting）の機制をのりこえる時であるという。自己と対象とが区別されてもそれぞれのイメージは「良い」ものと「悪い」ものとに分裂されている。健康な乳児は対象が自分のニーズを満たしてくれる「良い」ものであると同時に満たしてくれない「悪い」対象でもあることを実感できるようになる。これと同時に自己イメージも「良い」（愛する）ものであると共に「悪い」（憎む）ものであると体験されるようになり両者のイメージが統合されて

くる。この第2の時期に失敗すると，のちに境界例の病理が発展する。第3の発達時期はフロイトの古典的な理論に従うもので，自他の区別は明確であるし，自己イメージ，対象イメージはそれぞれ統合されている。ただエディプス葛藤など内的葛藤を体験しながら，心が発達してゆく。これらの葛藤が解決されずに成長すると，のちに神経症を発症する。

新フロイト派

　精神分析理論として，文化的，社会的要因をとりいれたのが新フロイト派（Neo-Freudian）であるが，精神分析の本流から外れたものとみなされた。ただエリクソンの発達理論（Erikson, E. H. 1950）は，自我心理学における発達理論を文化的，社会的に枠づけたものとして分析理論に統合されている。フロイトの発達理論はエディプス期で終わっているが，エリクソンは人間が生まれてから死ぬまでのライフサイクルの心の発達論を展開した。ことに思春期における自我同一性の確立 vs. 拡散の理論は有名である。彼のいう「漸成的（epigenetic）」な自我の発達はフロイトのいうリビドーの発達時期とそれぞれ符合している。たとえば彼のいう基本的信頼感と基本的不信感の間の葛藤はフロイトの口唇期に符合する。自分を養ってくれる対象が信頼に値するかどうかを決める，発達史的に危機的な状況の時期である。彼の理論は乳児の自己の主感性の発達を考慮している。そこにはコフートの自己心理学の萌芽がみられる。

2) 対象関係論（英国）

クライン派

　クライン（Klein, M.）は乳幼児（2～3歳）の直接観察，治療に基づき，彼女独自の理論を展開した（1932）。彼女はフロイトの欲動論（リビドーと死の本能）を信じたが，その発達についてフロイトとは異なった理論を提供した。フロイトによると欲動はただ発散を求めているだけで（快楽原則），発散の対象（たとえば乳）はたまたまそこにあったにすぎないとしたが，クラインは欲動と対象との密接な関係を強調した。

乳児は自分のニーズを満たしてくれる「良い」対象が，自分の中にある破壊的願望（死の本能）によって破壊されるのではないかという幻想的不安からこれを対象に投影して被害的になる。この心的機制を彼女は「妄想ポジション」と呼んだ。また「良い」自分と「良い」対象を安全に保つために，それらは「悪い」自分と「悪い」対象から明確に分裂されねばならない。それを彼女は「分裂ポジション」と呼び，妄想ポジションとあわせて「妄想‐分裂ポジション（paranoid-schizoid position）」と呼んだ。

　6カ月を過ぎると乳児は母親が「良い」対象であったり，「悪い」対象であったりすることに気づくようになり，部分対象であったもの（乳など）が全体対象として体験されるようになる。このときに至って乳児は愛する対象に向けていた攻撃欲について極度の不安と罪悪感をもつようになる。これを彼女は抑うつ不安と呼び，この体験様式を「抑うつポジション（depressive position）」と呼んだ。

　乳児は愛する対象に与えた障害を修復しようと努力する。クラインによると，人間は一生を通じてこの「抑うつポジション」が中心的テーマになるという。たとえばある喪失体験（または他のストレスなど）によって抑うつポジションから妄想‐分裂ポジションに退行し，しばらくしてまた抑うつポジションに戻るという行ったり来たりの過程をくりかえす。

　クラインの提示した重要な概念として「投影性同一化（projective identification）」がある。フロイトは患者が自分の感情や衝動を投影する場合のあることをすでに指摘していたが，クラインは衝動のみでなく，それに関係のある自分の一部（たとえば攻撃欲とともに悪い自分）を投影するため，それが対象の中に存在するようになると考えた。このように自分と対象とのつながりがあるので，自分の一部を操作（無意識的に）しようとすると，対象をも操作することになる。この防衛は心内現象であるとともに対象関係でもあることが特徴である。境界例の患者の治療で治療者が患者によって意識的，無意識的に操作されると感じるのはこの機制による。

　クラインの分析家としての治療態度はフロイトと同じく中立的，解釈的であった。クラインの弟子であったビオン（Bion, W. 1962）は，投影性同一化の機制が治療関係を理解する重要な決め手となると考えた。患者が

投げ込んでくる（投影してくる）混乱した心（感覚，感情——不安，傷つき，怒りなど）を受容し，コンテインし，それらを感情的に咀嚼した形で患者に戻すという治療プロセスを記載した。これが有名な「コンテイナー‐コンテインド（Container-Contained）」の理論である。これは母親と乳児との間の相互関係に似ている。

独立派または中間派

英国対象関係論の独立派または中間派はフェアバーン，ウィニコット，バリント，ボウルビィ，ガントリップらによって代表される。

フェアバーン

フェアバーン（Fairbairn, W. R. D., 1952）はフロイトの快楽原則に反論し，人間のリビドーはその発散による「快楽」を求めるのではなく，「対象」を求めるのであるとした。いわゆる「対象希求論」である。彼のこの主張のもとになったのは親から虐待された子どもたちの治療であった。虐待された子どもたちはしばらく親から離れて介護を受けるが，そのあと彼らはどこに住むかいろいろな選択肢が与えられた。自分の家に戻るとまた虐待されて苦しみを体験するのをわかっているにもかかわらず，大部分の子どもたちは親の元へ帰って行った。この事実はフロイトの「快楽原則」では説明できない。彼らは「快楽」ではなく，親という「対象」を求めていたのである。

内的対象がどう形成されるかについても，彼はクラインとは異なった理論を提供した。クラインは幻想的不安から内的対象が作られるとしたが，フェアバーンは健康な環境に育った子どもたちは，現実の対象関係で自分のニーズが満たされるため，内的対象を必要としないという。そして内的対象が形成されるのは，対象関係が不安定な時であるという。彼らは自分のニーズを満たしてくれない対象のある部分（部分対象）を内在化する。それは不安定な対象関係を部分的に補ってくれる，その代替物であるという。神経症患者は，この神経症的な内的対象にしばりつけられてしまう。このような患者を治療するには，解釈による洞察の取得だけでは充分

でなく，治療者との新しい，健康な対象関係を体験することが必要であるという。これによってはじめて彼らはこの内的対象を断念しそれへのしがらみから逃れることができる。

ウィニコット

ウィニコット（Winnicott, D. W. 1965）は，乳児の心が健康に発達するためには，乳児に対する母親の微妙な反応性が大切であると論じた。ただ単に乳児の身体的ニーズを満たすのみでなく，乳児の情緒的なニーズを敏感に感じ取って，それらを満たすことが大切であるとした。乳児は「非統合（unintegrated）」の心身状況にあり（これはクラインのいう自分が分裂された，"disintegrated"の状態とは違う），願望やニーズはその中で自然に発生し，それらが満たされるとまた非統合の状態に戻るという流動状態を続ける。この状況を彼は"going-on-being"と名づけた。

彼の"un-integration"という概念はクラインの記載する乳児の状態と異なり，乳児は，快く，分裂化される不安をもつことなく，対象から離れ，被害的な恐怖感をもたずに拡散（diffuse）できる。母親は乳児が必要とするすべてを提供し，乳児はあたかも全能的な存在になる。彼はこれを「主観的な万能性」（subjective omnipotence）と呼び，母親が提供するそのような育児環境を「抱える環境（holding environment）」と呼んだ。母親は乳児に過度にかかわることなく，乳児が母親を必要としないときは，それから身をひくことが大切である。母親から保護されている，またはコントロールされているという意識または感覚がないことによって，乳児の中に次々と新しい状況が自然発生的に起こってくる。

このような環境において，はじめて乳児の本当の自分（true self）が育ってゆく。このような環境を与えられずに育った子は，日常生活において機能することはできるが，本当の自分という感覚をもたずに成長してしまう。それを彼は「偽の自己障害（false self disorder）」と呼んだ。これは「環境不全病（environment deficiency disease）」であると彼はいう。

しかし，乳児のニーズを満たすべく，いつも没頭的に乳児につくすということは，母親にとっても人間的に不可能である。母親は少しずつ自分自

身のニーズを満たすようになり，乳児のニーズを完全に満たせなくなる。乳児は自分のニーズがいつも完全に満たされないことがあるということに気づきだし，自分が万能的な存在でないこと，自分のニーズは母親によって満たされていたものであること，自分が無力で母親に依存してきていたのであることを感じるようになる。そしてこの世界は自分一人の世界ではなく，他人も存在し，彼らも願望やニーズがあり，自分のニーズを満たすためには，ただそれらを表現するだけでなく，彼らと交渉（negotiate）することが必要であると感じるようになる。

　このように乳児の「主観的万能観」に「客観的現実感」が追加される。後者は前者を置き換えるのでなく，それらは共存しながら，弁証法的に発展してゆくという。早い時期にこの「客観的現実」の中でのみ生活させられると，乳児は主観的志向を失ってしまい，他人の期待，外からの刺激のみに反応する「偽りの自分（false self）」になってしまう。自分の能力を生かし，自分の人生に個人的な意義を見出しながら生活してゆける人間になるためには，自分の中に「主観的万能観」の中核的な体験をプライベートに包んだ形でもち続けることが大切であるという。

　この2つの相対する体験——「主観的万能観」と「客観的現実」——の間に位置するのが，「移行体験」である。この状況では，乳児は主観的に自由に対象をコントロールできる状況ではないし，また母親が自分と全く別の客観的存在でもなく，それらの中間の領域における体験である。それは曖昧な存在であり，矛盾に満ちた存在である。この状況で乳児は「移行対象（transitional object）」（ぬいぐるみなど）を持つようになるが，親はぬいぐるみが子どもにとって特別な対象であることを認識し，それを直面化しないことが大切である。

　移行対象という言葉は，専門的にも，一般語としてもよく使われるようになった。ウィニコットにとっては，それは依存から独立への移行という意味での対象ではなく，自分と母親との関係において自分をどう位置づけるかについての2つの相反するパターンの中間を意味する対象である。すなわち移行対象は母親の代理という意味だけでなく，それは子どもにとって自分の主観の延長であると共に，自分のニーズを持って自分から離れ

た存在となった客観的な母親をも意味する。それは「主観的万能観」から「客観的現実」に突然に落下するのを防ぐクッションである。

ウィニコットにとって，分析治療で最も大切なことは，患者の中でそれまで抑圧されていた本当の自分の発達が促進されるような抱える環境を患者に提供することである。

これは抑圧されていた欲求，願望を断念，解消させるというフロイトの考えと非常に異なっている。ウィニコットにとっては，解釈とか洞察よりは，分析家との意義のある体験が治療としてもっとも大切である。

バリント

バリント（Balint, M. 1968）は神経症よりは障害度の高い患者の治療をもとにして，分析状況において彼らが求めるのは幼児的な性欲，攻撃欲の満足ではなく，彼らが乳幼児期に親から得られなかった「一次的な対象愛（a primary object love）」であるという。

バリントはフェアバーンと違ってフロイトの欲動説を否定しなかったが，フェアバーンと同じく対象関係は欲動から二次的に起こってくるものではないと考えた。そして対象関係は乳児が生まれた時から存在すると主張した。彼によると，乳児は母親と「調和的，相互交流的な混成状態（a harmonious, interpenetrating mix-up）」を体験することが必要であるという。

これはいわば母親との一心同体的な相互交流状態をさすのであろう。この状態では乳児は受け身的であるが，次第により能動的な，快楽を求める行動を起こすようになる。早期の母親‐乳児関係における，この状態の欠如を彼は「基底的な欠損（basic fault）」と呼んだ。早期にこの欠損があると，乳児の自己の核は容易に断片化され，分裂されてしまう。

患者はそのように傷ついた自己の癒しを求めて治療を受けにくる。治療における「良性の退行」によってこの傷ついた自己が修繕されるという，バリントのいう「一次的対象関係」の理論は土居の「甘え」理論と共通したものがあるとバリントは言い，土居の理論を自分の論文に引用したと言う（土居 1989）。

ボウルビィ

　ボウルビィ（Bowlby, J. 1969）は人間の原始的な衝動にはもともと適応的な要因があるとし，それは動物的なものであるからコントロールされねばならないというフロイトの考えに反対した。乳児のもっとも重要な，原始的にして適応的な衝動は母親への愛着（attachment）であるという。

　乳児が母親と深い，安定した愛着関係を形成することによって，乳児の心は適応的に発達し，乳児の環境への適応は容易になる。彼はこの愛着を形成する5つの要因（行動）を特定した。それらは吸うこと（sucking），微笑すること（smiling），しがみつくこと（clinging）泣くこと（crying）後を追うこと（following）であるという。ボウルビィは，これらの愛着行動は一次的，衝動的なものであり，母親のケアによって二次的に起こるものではないと主張した。ボウルビィの愛着理論はフェアバーンの対象希求論と近い関係にあり，彼の人格発達理論，精神病理理論の中心的な鍵概念となった。

　彼の発達理論は精神分析理論の本流に統合されていなかったが，最近分析理論と愛着理論の接点が探索されつつある（Fonagy, P. 2001）。ことに愛着理論と関連のあるメンタライゼーションの理論は分析理論と技法のなかにすでにとりいれられている。

ガントリップ

　ガントリップ（Guntrip, H. 1971）はフェアバーンとウィニコットの2人から教育分析を受け，彼なりに2人の理論を統合した。彼は患者の親子関係における欠陥を埋める，いわゆる「代替療法（a replacement therapy）」を提唱した。

　分析治療においては，分析家と患者との間の非常にパーソナルな対人関係的要因が大切であるという。乳幼児期にひどい剥奪（deprivation）を体験すると，リビドー的自我は分裂し，対象（内的，外的）を希求することを断念してしまう。そして自我の中の深い，隠れたところにひきこもってしまう。そして自分の中の象徴的な子宮に戻って自分にとって生きやす

い環境で再生しようという欲求を持つようになる。分析治療において，夢や空想の中でこの隠れた子どもの願望や感情が体験されるようになり，それらが治療関係の中で表現され，ワークスルーされることによって自我の中に統合されてゆく。このようなプロセスを経て患者の病気は治ってゆくという。

　自我の中に隠れたこの乳幼児は，「インナーチャイルド（inner child）」として一般の心理学でいわれるようになった。ガントリップはフェアバーンと同じく分裂気質（schizoid）の病理はこのような自我の分裂によって起こるとし，この心的機制はすべての精神障害の基礎にあると考えた。

3) 自己心理学

『自己の分析』

　コフート（Kohut, H.）はもともとはアメリカにおける伝統的精神分析理論（自我心理学）の信奉者で，神経症患者の中心的葛藤はエディプス・コンプレックスであると確信して精神分析治療を行ってきた分析家であり，アメリカ分析学界でリーダーの一人として尊敬され，アメリカ精神分析学会の会長をつとめたこともある。そしてこの伝統的な精神分析理論の枠組みの中で，1971年に発表した彼の自己愛に関する分析理論は，分析理論の発展の上で一つの一里塚を画するものであった。その著書は『自己の分析』と題され，「自己愛人格障害の精神分析療法における組織的アプローチ」という副題がつけられている。

　彼がこのように新しい理論をつくるきっかけとなったのは，Ms. Fという患者の分析療法であったという。彼は従来の分析理論に基づいて，つまりエディプス葛藤に焦点をあてて彼女の治療を続けているうちに，Ms. Fの非常な抵抗にあい，治療が停滞してしまった。コフートはこれをエディプス葛藤に対する防衛として解釈したが彼女はますます抵抗して怒りだし，高いピッチの声で彼を批判し，彼が彼女の分析治療を破壊していると主張した。

　このような治療状況を繰り返すうちにコフートは彼女の主張しているこ

とを次第に理解するようになった。彼女の怒りはエディプス葛藤に対する防衛ではなく、実は彼女の自己愛的ニーズが充分満たされないための怒りであると理解するようになった。コフートが彼女の言っていることを、共感的にそのまま鏡のように反映して繰り返し言ってやると、彼女は落ち着き、治療が進展していった。このような治療体験を通して彼は自己愛の病理と転移を理解するようになった。

コフート理論の独創性
自己愛の発達理論

コフートの理論が新しいのは、自己愛が従来定義されているように病的なものばかりでなく、正常なものもあり、そして自己愛がそれ自身の発達ラインをもっているということである。そして、自己愛の発達の結果、共感、創造性、ユーモア、知恵（wisdom）など人間にとって重要な精神機能が発達してゆくという。

これはフロイトが唱えた自己愛理論とは全く異なるものである。つまりフロイトは人格発達過程で、自己愛を最も原始的な精神状態とみなし、それは対象愛によって置き換えられねばならないと主張した。これはコフートの理論と対照的である。当時コフートの理論は一応独創的なものとして認められたが、それが従来の精神分析理論にどのように統合されるか、ことに彼の自己愛発達理論を従来の自我の発達理論とどう関連づけたらよいかと言うことが、議論の焦点となった。

欠陥理論

コフートによると自己愛の病理は患者の精神構造の欠陥によって起こるものであり（欠陥理論 deficit theory），心的葛藤によって自己愛症状が起こるとする従来の葛藤論（conflict theory）と対照的である。しかし1971年の時点ではコフートは自己愛症状が一種の防衛として起こることもあるということも認めており、それと彼のいう蒼古的（archaic）自己愛との鑑別を重視している。この2つの鑑別は分析治療の中で展開してくる転移によってのみなしうるとした。

自己愛の病理

自己愛の病理は，乳幼児の発達時期において親から充分な共感をもって育てられなかったために起こるものであるとし，そのために自己愛の発達が阻止され，それが原始的状態にとどまっているとした。親からの共感とともに，親を理想化する体験，親と一緒に遊ぶ体験も自己愛の健全な発達に大切であることもあとで追加した。未発達の自己愛が現実的自己（reality self）から分裂（split）されることによっていろいろな症状が起こるとした。それが縦に分裂された場合（vertical split）は，誇大的な態度や行動が自分の気づかない形で出現し，また横に分裂された場合（horizontal split）には自己愛の抑圧（repression）が起こり，心気症や抑うつなどの症状を起こす。

自己 - 対象

失敗の体験などによって自己愛が傷つけられたときは，自己は断片化（fragmentation）し，時には一時的に混乱状態，精神病的状態に陥ることがある。あるいは性的倒錯などの行動化を起こす。しかしこれらの状態は治療者の共感によって容易に回復し，患者は自己のまとまりの体験（self cohesiveness）を再び獲得する。治療過程では治療者は患者の「自己‐対象（self-object）」となる。つまり理想化の対象となるか，または患者の自己愛を鏡のように反映する（mirroring）対象となる。

これは真の対象関係ではなく，患者は治療者の誇大的な自己（と患者が感じたもの）の一部となるわけで，これは自己愛的対象関係である。1971年の著書ではコフートはこれを自己愛的転移と呼んだ。1977年年の著書『自己の回復（Restoration of the Self)』では，これを自己‐対象転移と呼び，この言葉が自己心理学の理論の中に定着した。治療過程では，自己‐対象転移の歪曲，傷つきなどを治療者の共感や解釈によって矯正してゆく。この過程を通じて患者は治療者の共感機能を内在化してゆく。これを変容性内在化（transmuting internalization）という。そして患者の自己愛はこの内在化によって次第に成熟，発達してゆくという。

自己心理学の確立

　コフートは彼の第2の著書『自己の回復』でフロイトの欲動論を完全に否定し，衝動や欲動は「自己」が断片化した結果二次的に起こるものであるとし，「自己」が人間の精神機能を保つ上で最高の役割を担うものとし，それは自我や超自我を超えた「超自己（superordinate self）」であるとした。この著書で彼は自我心理学における「罪悪的人間」（guilty man）と自己心理学における「悲劇的人間」（tragic man）とを対照させ，前者では人間の自我が自分の欲動や衝動をどうコントロールするか，とくにエディプス葛藤をどう処理するかということ（衝動に対する自我の罪悪感の解決）が焦点になるのに対して，後者では悲劇的に痛めつけられ，断片化した自己をどう回復するかと言うこと，自己のポテンシャルをいかに実現するかということが，人間の精神機能の発達にとって最も大切であることを強調した。

　このような主張によって彼は従来の自我心理学とはっきり袂をわかって，アメリカの精神分析学の中に自己心理学派を確立した。このあと自我心理学派と自己心理学派との間に激しい論争が続き現在も両派の理論は対立したまま，共存している。コフートの理論は一般精神療法家の中に深く浸透しているが，アメリカの分析学会では自己心理学者は少数派に属する。しかし全体としてコフートの理論は分析理論の中に統合されつつある。

　コフートの著書には症例が断片的に提示されているだけで，患者の治療過程を初めから終わりまで系統的に報告した症例報告がないという批判に答えて，彼は「Mr. Zの2つの分析」という論文を1979年に発表した。Mr. Zの第1回の分析治療では，自我心理学的アプローチをとって，エディプス葛藤の解決ということを治療の焦点とした。彼の症状は一応よくなったが，数年後また症状が悪化して第2回の分析治療を行うことになった。この第2回の分析ではコフートは自己心理学の理論を確立しつつあるときだったので，そのような観点から分析を行ったところ，治療が新しい展開を示し，自己‐対象転移が起こって，Mr. Zの自己愛病理が明らかになった。それを徹底操作することによってMr. Zの症状は解消され，治療が

完結されたという。

彼の第3の著書『自己の治癒（How Does Analysis Cure ?)』(1984)は彼の死後出版されたが，これは第2の著書『自己の回復』に対する他の分析家からの厳しい批判に答える形で書かれたものであり，自己心理学的精神分析の治療過程をより詳しく記述した書物である。その中で共感の重要性，自己‐対象転移の解釈の仕方，防衛と抵抗に関する理解と治療的アプローチなど，古典的精神分析とどう違うかを詳しく説明した。

カーンバーグとコフート

アメリカ精神医学でコフートと対照的な自己愛理論を展開しているのがカーンバーグ（Kernberg, O. 1974）である。彼は自己愛病理を境界例病理の一部ともみなし，自己愛患者は偽りの自己充実感をもっており，他人から何も必要としないと思っているという。彼らは他人に対する羨望や怒りの感情に耐えられないので，自己愛という防衛機制を形成するのであるという。

たとえば理想化の現象は患者の誇大的な感情が他人に投影された結果起こるものであるという。この点カーンバーグの理論はコフートのそれと画然と異なっており，治療的アプローチも全く異なっている。

カーンバーグの治療では，理想化は患者の防衛であるから，それを治療者が指摘し（直面化），そしてその裏にある患者の羨望，怒り，自分についての無価値感などを体験させ，それらの感情を徹底操作する。コフートによると患者の理想化は幼児の時に満たされなかった理想化のニーズが治療関係の中で誘発されたものであるから，それが発展，成熟してゆくような治療的雰囲気（共感的態度）を保つことが治療者の役割である。

カーンバーグの直面化的アプローチとコフートの共感的アプローチとは対照的であるが，実際の臨床ではカーンバーグ的自己愛患者とコフート的自己愛患者がいることは確かである。日常の臨床ではこのようなことを念頭において患者を治療してゆくべきである。

共感の重要性

　コフートは共感が自己愛障害の精神分析療法において最も大切であることを強調した。共感（empathy）というのは端的に言って，治療者が患者の身になって患者の感情を追体験してみるということである。それがいわゆる同情（sympathy）と違うところは患者の表面的な感情表出に同感するだけでなく，その奥にある深い感情，ことに自己愛の欲求や傷つきを理解しそれらの感情に共感的に浸る（empathic immersion）ということである。

　同情は人間的感情を持った人であれば，誰にでもできることであるが，共感となると分析的訓練を受けた人でないと，なかなかできない。というのは，共感においては，患者の感情に浸るだけでなく，その依って来たるところを理解できなければならないからである。

　伝統的な精神分析治療の立場からすると，治療者は患者に対して感情的中立性（neutrality）を保たなければならない。患者は自分の無意識の欲求や葛藤を，中立的な態度をとる治療者に投影していわゆる転移神経症を発展させてゆくわけであり，治療者はその転移現象を解釈するという態度をとる。つまり患者の体験を客観的に距離をもって（experience-distant）観察するという態度をとる。自己心理学の立場からすると，治療者は患者の体験の中に自分の身を一度投入して，主観的に患者の体験を自ら体験してみようという態度をとるものである（experience-near）。

　　症例
　　　私が治療した Mrs. M は，幼少時から父親にいつも批判され，誉められたことがなかったという。
　　　一人っ子として生まれたため，母親からは人形のように扱われて育てられ，自分の感情的ニーズを母親から充分理解されたという体験は少なかったという。彼女が 4〜5 歳のころ父親が事故にあい，身体障害者となっていつも家にいるようになった。そして母親が仕事にでかけるようになった。自分が病気になって仕事にゆけなくなり，妻に頼らなければならないということは，彼の男性としての自尊心を傷つけるもととなった。つまり彼の自己愛が傷つけられたのである。その頃から父親は Mrs. M に性的ないたずらをするようになった。いわば自分の自己愛の

ニーズを満たすために，娘を犠牲にしたということができる。
　このような幼少時体験のために彼女の自己愛の発達は原始的な状態にとどまっていて，彼女の自分自身についての評価は非常に低いものであった。彼女の自己愛は傷つきやすく，治療者の態度，言葉，言葉のトーンなどに敏感に反応する傾向があった。過去に何人かの治療者から治療を受けたが治療が長続きしなかった。彼女の報告によると過去の治療者は彼女を冷たく観察しているだけで，彼女の言っていることに無関心か，あるいは批判的であるように感じられたという。
　これは自我心理学からいうと父親転移ということになり，それを解釈して徹底操作するということになるが，その段階に至る前に彼女の自己愛は「冷たい」治療者によって傷つけられ，彼女はそれに耐えられずに治療をやめてしまったのである。そして彼女の自己卑下感はますます強くなった。これはいわば医源的な自己愛障害が治療の中で引き起こされたとも言える。私が治療を始めたとき，彼女の抵抗は激しく，なかなか治療関係を作ることができなかった。彼女としては，自分の自己愛がまた傷つけられるのではないかという恐怖から，固い殻の中に閉じこもっていたのである。
　私は一貫して共感的態度を続け，彼女のちょっとした自己愛の傷つきにも共感して，それを言語化させるというプロセスを繰り返した。そうすることによって，彼女は次第に自分の心を開いて私に話すことができるようになった。他人にとっては「奇妙」と思われることも，私には自由に話せるようになった。過去に彼女が「奇妙」な考えを他人や治療者に話した時に，彼らは彼女に批判的であるか，彼女を嘲笑しているかのように彼女には思えたという。私が彼女の自己 - 対象となって，彼女の自己愛をミラーリング（mirroring，映し返し）することによって，彼女は過去の自己愛の傷つきの体験を話すことができるようになった。治療者の共感というのは，結局はこのような自己 - 対象転移を発展させるような治療的雰囲気を作ることであると言うことができる。

自己 - 対象転移

　上に述べたように，自己愛病理をもった患者は治療が進展してくると彼らの原始的自己愛を治療関係の中に転移として外在化するようになる。その転移としてコフートが初めにあげたのは，治療者の理想化と治療者による患者へのミラーリングという現象である。子どもの自己愛が健康に発達

するためには，親（ことに母親）の共感的態度，つまり子どもの自己愛をミラーリングする態度が大切である。また少し大きくなった頃（3〜4歳の頃）は自分の親（ことに父親）が偉く，力強い人であると実感し彼を理想化する体験が必要である。

　親のミラーリングの態度を受け入れることによって，子どもの原始的な，誇大的な自己愛は次第に現実的な野心，自尊心に変容してゆく。また親を理想化するという体験を自分の中に内在化することによって，人生における価値観，目的感というものが育まれてゆく。またそれは子どもの衝動を規制し，彼の自己をなぐさめる内的機能となる。このようにして子どもの自己の中には，親からのミラーリングの体験を内在化して構成された「野心的自己」（ambitious self）と親を理想化することによって構成された「理想化された自己」（idealized self）があり，これらの2つの自己を両極にもった両極性自己（bipolar self）というのが人間の自己の精神構造であるとコフートは言う。この両極をつなぐのが自己の才能であり，たとえば失敗の体験などによってこのつながりが破綻した時，恥の感情を体験する。

　自己愛の病理をもった患者は，親を理想化するという体験，または親によってミラーリングされるという体験のいずれか，または両方の体験を子どもの時にしなかったか，あるいはそれらの体験が不十分であったと言われる。

　コフートは，理想化とミラーリングの他に，補助自我（alter ego）的体験，または双生児（twinship）的体験，つまり自分が親に似たような人格の人であるという体験，実際には親が自分と同じレベルで遊んでくれたという体験も自己愛の健全な発達に必要であるという。

　子どもの時に以上のような体験に乏しくて，自己愛の発達の遅れた自己愛患者は，治療状況の中で自分の原始的自己愛を露呈してゆく。つまり原始的ミラーリングを無意識のうちに治療者から要求し，また治療者を原始的に理想化する。治療者は患者の原始的自己愛ニーズをミラーリングし，また理想化の対象となって治療を進めてゆく。つまり治療者は患者の自己愛を発達させるための機能的存在となる。治療者が患者の自己の一部となるか（ミラーリング），患者が治療者の自己の一部となる（理想化）とい

う治療関係が発展し，いずれにしてもこれらは自己愛的融合（merging）の関係で自己‐自己対象関係と呼ばれる。治療者は患者の自己でもあるし，また対象でもあるというわけで，自己‐対象という言葉をコフートは使ったのであろう。

これは自己と対象とがそれぞれ独立した人格の場合に起こる対象関係とは全く異なるものである。このような理由で理想化転移（idealizing transference），鏡転移（mirror transference）をコフートは自己‐対象転移（self object transference）と呼んだ。

症例
　Mrs. R は私が繰り返し彼女の原始的自己愛をミラーリングすることによって，次第に慢性の抑うつ状態から脱出するようになり，何かしたいという建設的な気分（野心の萌芽）をもつようになり，教会でボランティアとして仕事を始めるようになった。また私が外国からアメリカに来て精神科医として立派に活躍していることに感銘を受け，私を理想化するという転移を発展させた。私が彼女の気持ちを充分理解できなかったとき（empathic failure），また私が休暇を取ったときなどには，急に抑うつ的となり自殺企図を行ったりした。
　治療の中でそのきっかけが転移関係の中にあったことを指摘して共感的理解を示したこと，またそのような自己愛の障害が彼女と両親との間の病的関係，つまり両親の共感的態度の欠如に根ざしていることなど，具体的に繰り返し説明することによって，彼女の自己愛は次第に成長していった。このようにして治療者の共感的態度，共感機能を患者は自己の中に取り入れていった。この取り入れをコフートは変容性内在化（transmuting internalization）と呼んだ。彼によると，これはわれわれが食物を食べて体のなかにとりいれたとき，新陳代謝の過程によって食物が変容されて体の一部になってゆくのと似た過程で，治療者の共感的機能（心的栄養）を自己の精神構造の中に少しずつ変容的に内在化してゆく現象であるという。
　Mrs. R は入院治療を受けていた時，レクリエーション療法に対して非常な抵抗を示した。レクリエーション療法で行われるゲームに参加することに非常な不安を示したのである。彼女は子どもの時に親と一緒にゲームをしたという体験がなく，親が彼女のレベルになって話したり遊んだりしたことがなく，大人‐子どもというタテの親子関係のみだった

ので，彼女は親との双生児的体験がなく，そのニーズが抑圧されていた。
　彼女は病院で，はじめはレクリエーション療法を観察しているだけであったが，次第にそれに参加するようになった。そして少しずつゲームを楽しむようになると同時にユーモアのセンスを示すようになった。私との面接の場面でもユーモアによる言葉のゲームを楽しむようになった。つまり治療者の私とユーモア的会話をすることによって，それまで抑圧されていた彼女の双生児的体験のニーズが満たされるようになったのである。

防衛と抵抗

　伝統的な自我心理学の立場では，患者の防衛とか抵抗というのは，患者の原始的衝動，ことに攻撃的欲求とか性的欲求に対する，自我や超自我の無意識の操作であって，それらが自我の意識にのぼらないようにするための防衛機制であるとする。したがって治療過程においてこの無意識の防衛と抵抗を分析することによって，自我が無意識の衝動を意識するようになり，それを徹底操作することによって，それらが自我の中に統合されてゆくという治療過程をとる。

　自己心理学においては，原始的衝動，たとえば攻撃欲は，一次的なものでなく，自己愛の傷つきから二次的に起こる副産物であるという。またエディプス葛藤についても，両親からの適度の共感があればそれは起こらないという立場をとる。それは両親の共感がなかった場合に起こる副産物であるという考えで，エディプス葛藤の解決を自我の発達の過程で最も重要な現象と考える自我心理学とは対照的な立場をとる。自己心理学で防衛とか抵抗という場合には，自己愛的平衡感，または自己の集約感（self-cohesiveness）を保つための自己の無意識の操作と考える。

　たとえば Mrs. R の場合，彼女は抑うつ状態になる前に，自分のニーズを犠牲にして，いろいろと他人のために尽くした。自我心理学の立場からすると，このような利他的行動は無意識の怒りに対処するための自我の防衛であって，それは反動形成と呼ばれる。自己心理学では，このような利他的な行動は自己の平衡感を保つための適応的行動であると理解する。

　Mrs. R は治療が進むにつれ，自分の利他的活動が自分の不安定な自己

を守るための心理的活動に基づいているということ，それが彼女に心理的安定感，人から受容されたという感じを与えていたもので，彼女にとって非常に重要な適応的行動であったことを理解するようになった。さらに治療が進んで自己‐対象転移を発展するようになりそれをワークスルーすることによってそれが自分の原始的な理想化のニーズ，ミラーリングを受けるニーズと関係があること，利他的活動を通じて自分が他人と自己愛的一体感を求めていたこと，それが幼少時期に体験した父親からの精神的，性的虐待によって起こった自己愛の傷つき，自己愛の発達障害に基づいているものであることを理解するようになった。

　先に述べたように Mrs. R は子どもとして遊びの体験がなく，早く大人になってしまった。すなわち 16 歳の時に意識的に自分のボーイフレンドから妊娠し，彼と結婚して家を去ったのである。彼女は 8 歳の頃，父親の性的いたずらを母親に報告したら母親は父親を直面化し，そのようなことを続けたら離婚すると父親に宣言した。そのあと，父親は彼女に身体的に接触するということをしなくなったが，Mrs. R の裸体をのぞきこむという行動を示してきた。

　彼女はこれを母親に報告することを考えたが，そうすると両親が離婚することになり，その結果自分の家族が破壊され，また病身の父親がひとりで生活することになると彼を破壊することになることも知って，彼女は自分自身を犠牲にして「利他的に」家族のため，父親のためにわざわざ妊娠して若くして母親となり家を去ったのである。彼女にとって家族が崩壊するということは象徴的に自己を破壊すること，自己を喪失することを意味した。

　彼女の「利他的」行動は自己の断裂，自己の喪失を避けるための唯一の手段だったのである。彼女が入院中にレクリエーション活動に非常に抵抗したということも彼女が無心な「子ども」になることに対する防衛，抵抗であったと見ることができる。つまり無心な子どもになると，父親に性的にいたずらされるのではないかという極度の不安があり，またそれは自分と家族がバラバラに断裂してしまうという不安ともつながっていた。その不安に対する防衛としてゲーム遊びを拒否していたのである。

逆転移

　患者が治療者に対して理想化転移を起こした場合，治療者は時に不安反応を起こしてそれを防衛しようとする。つまり患者から理想化されることによって自分の中に潜在していた誇大的な，自己愛的な自己が刺激され，無意識のうちに不安を感じて患者の理想化を阻止するような態度をとってしまうことがある。

　たとえば患者が治療者を褒めたたえて，世界で一番よい治療者だというふうに話したりすると，治療者はそれが患者の治療者に対する陰性感情の防衛ではないかと考えて，そのような陰性感情を患者の中に探そうとする。そうするとせっかく芽生えてきた自己‐対象転移を壊してしまう。

　また患者が微妙な形で治療者の理想化をほのめかす時，治療者がその理想化を無意識のうちに感じとって不安を感じ，ネガティヴな反応を示してしまうことがある。たとえば患者が治療者のオフィスにある家具を褒めたたえて眺めているとき，治療者が「いやこれは中古品を買ってきたのでそんなにたいしたものではないのですよ」といって自分を卑下してしまう。このような場合もせっかく芽生えてきた自己‐対象転移（理想化）を壊してしまう。

　治療者として最も大切なことは，治療者が患者の理想化を不安なく受容するということである。そのためには治療者自身の自己愛が成熟したものでないといけない。

　鏡転移が起こったとき，治療者は退屈感を覚えることが多いことをコフートは指摘している。それに対する反応または防衛として治療者が焦燥感，怒りを感じることもある。

　鏡転移の場合，治療者は患者の自己愛のニーズを機械的にミラーリングしているだけで真の意味での対象関係がないので，ついには退屈感を覚えてしまう。転移神経症におけるように，患者が治療者に対して激しい感情（性的感情，怒りなど）を意識的，無意識的に発展させる状況とは大部違うからである。

　Mrs. Rが私を理想化し始めたとき，それが患者の以前の態度と違って

いたので，私はそれが患者の防衛ではないかと初めは感じた。患者自身もそれについて不安を感じたらしく，理想化をひっこめてもとの態度に戻ってしまった。父親からいつも批判され，召使いのように命令されていた彼女にとって，理想化の対象を発見するということは始めての体験で不安に満ちたものであった。また私の無意識の不安を患者自身が無意識のうちに感じとった可能性もある。その後しばらくしてまた理想化の転移を発展させたが，このような理想化と防衛とをくりかえしながら，安定した理想化転移を展開していった。それと同時に私の中にも患者の理想化を自然に受け入れる態度ができていることに気づいた。

　またMrs. Rが鏡転移を起こした時は，私は彼女の自己愛思考を熱心に聞こうとしながらも，時々眠気を催すことがあった。意識的にも無意識的にも私は患者との対象関係的交流が感じられなかったので，退屈感を覚えだしたのである。先に述べたように理想化されていたときのほうが，私の治療者としての感情を誘発した。

自己心理学の今後の課題

　コフートは従来の自我心理学とはかなり異なった精神分析理論を展開し，人間の精神現象において「自我」の機能よりは，「自己」の機能の重要性を指摘した。彼の理論と対象関係論との関連を指摘する人もいるが，コフート自身はその関連を否定しており，彼の著書の中にも対象関係論の文献はあまり引用されていない。

　ある種の精神障害者，ことに自己の障害を示す患者，すなわち自己愛性人格障害，境界例，心気症，ある種の抑うつ症，薬物依存などの患者の治療に自己心理学的アプローチは効果的である。ことに精神力動，治療力動を理解するのに役立つ。これまで自我心理学では罪の心理と病理について幾多の研究がなされてきたが，恥の心理と病理に関してはあまり関心が払われていなかった。自己心理学は恥の精神分析理論に大きな貢献をしつつある。また最近スターン（Stern, D.）は乳児の自己の発達の研究において，母‐子関係と自己心理学派の唱える共感的治療関係との相似性を指摘した。

　このようにコフートの自己心理学は，従来の自我心理学で理解しにくか

った，またアプローチしにくかった精神現象を理解し，治療するのに役立ち，精神分析的治療と理論において，自我心理学への補助的役割をなすとみられるが，彼が主張するように，それが自我心理学にとってかわるものとは考えにくい。激しい行動化を示す境界例や自己愛性人格障害に対して共感的アプローチには限界があり，共感とは反対の行動規制，直面化，対決などが必要となる。また理論の面では，罪悪感，マゾヒズムなどをどう説明するか，自己心理学の今後の課題である。

4) 3つの学派のコモン・グラウンド

　現代の精神分析において，組織だった理論をもった学派として認められているのは，自我心理学，対象関係論，自己心理学の3つである。フロイトの古典的精神分析理論がどのようにしてこの3つの学派に分かれたか，その歴史と各学派の理論の内容について概説してきた。この3つの学派のコモン・グラウンドは何であるかという疑問がアメリカの精神分析のなかに起こっている。

　すでにパイン（Pine, F. 1990）は欲動，自我，対象，自己に関する4つの心理学（four psychologies）を患者の問題やニーズに応じてどう使い分けてゆくかを症例をあげて報告している。ランゲル（Rangell, L. 1988）はどの理論も精神分析のなかで価値あるものとしてとりあげ，全体を含めた"total composit psychoanalytic theory"という言葉と概念を提唱している。すでに述べたように，カーンバーグは自我心理学と対象関係論を統合した分析理論を提供した。ワラーシュタイン（Wallerstein, R. S. 1992）は各分析理論のコモン・グラウンドは何か，そして各学派をどう統合できるかを模索している。

　次に現在アメリカで活発になっているポストモダーンの精神分析理論について述べる。

5）ポストモダーンの精神分析理論

関係性精神分析理論（Relational Psychoanalysis）

1940年代から50年代にかけて，アメリカではサリバンが「自己」と「対人関係」について彼独自の理論を展開した（1953）。彼は無意識の"there & then"の内的対象関係ではなく，現実の"here & now"の対人関係を重視し，治療者は患者との関係に参加しながら観察するという態度（a participating observer）をとることが重要であるとした。

彼の理論は患者の無意識の心を扱わなかったため，当時アメリカの精神医療で強力であった分析家の注目をひかず，うずもれていた。

トンプソン（Thompson, J. C.）はニューヨークで伝統的な精神分析の訓練を受けたあと，ヨーロッパでフェレンツィ（Ferenzi, S.）の教育分析を受け，彼の考えがサリバンのそれに似ていることを強く感じた。ことに治療関係における両者の"here & now"の重視に共通点を見出した。トンプソンはフロム（From, E.）やホーナイ（Horney, K.）らの社会-文化的分析理論をもとりいれて，対人関係理論の文化的要因を強調した。またホワイト・インスティテュート（White Institute）に入院した統合失調症患者に対して深い，洞察的な精神療法を行ったフロム-ライヒマンの理論をも取り入れ，対人関係精神分析理論（Interpersonal Psychoanalysis, 1964）を確立した。

これらの動きと並行して同じくサリバンの理論をもとにして，グリーンバーグとミッチェル（Greenberg, J. R. & Mitchell, S. A.）が『精神分析理論における対象関係』という著書を1983年に出版した。これは従来の欲動・防衛，三層の人格構造論を根本的に批判するものであり，また無意識の内的対象を重視する英国の対象関係論をも批判した。ミッチェルは彼の同士（Benjamin, Aron, Lear ら）との共同作業で関係精神分析理論（Relational Psychoanalysis, 1999）を確立しつつあったが，志半ばにして亡くなった。彼の同士は彼の意志をついで，この作業を続けている。これは系統だった精神分析理論というよりは，同じオリエンテーションをもった複数の分析家たちがそれぞれ独自の理論を提示し，相互交流しながら，

深めつつある精神分析理論であるといえるであろう。

この関係精神分析理論を精神分析理論として発展させたのが，自我心理学者のギル（Gill, M. 1982）である。彼は転移を過去の対象関係の再現ではなく，"here & now"のすべてであると再定義した。これはアメリカの精神分析学会で大きな議論をまき起こした（APA 1977）。しかしこれが引き金となって，分析治療における逆転移のエナクトメント（Enactment）ということが真剣に論じられるようになった。

ホフマンの弁証法的構築論

精神分析的プロセスは儀式（Ritual―治療構造）と"Spontaneity"（治療者と患者との間に起こる自然発生的な人間関係）という両極端の間の緊張によって特徴づけられる。この両者が互いに弁証法的に交流することによって，分析のプロセスが深められる。その他の両極端の例としては，転移と逆転移，反復強迫と新しい体験，エナクトメントと解釈，精神内界と外界（対人関係）などがある。

このような両極端の間の弁証法的な相互交流によって発生する現象についての分析的意義はただ「発見」されるだけでなく，治療者と患者の両者によって創造され，「構築」されるものである。分析のセッションが終わって，患者がカウチから起きあがり部屋を去るまでの時間は「治療」の時間ではないが，全くの「非治療」の時間でもなく，それは治療的儀式と現実との間の境界である。ホフマン（Hoffman, I. Z. 1998）はこの時間と空間を"liminal space"（移行空間）と呼んだ。そこでは，治療者と患者との間に自然発生的交流（spontaneous interaction）が起こりやすい。

ホフマンは彼の症例（ケン）を報告している。

症例

ケンはパニック障害と高所恐怖症で彼の分析治療を受けていた。いつもはホフマンの大学のオフィス（7階）で治療が行われていたが，ある時大学の建物が閉鎖されることになったので，ダウンタウンにある彼のプライベートのオフィス（21階）でセッションをもつことになった。高所恐怖をもつケンにとってはこれはきわめて辛い状況であった。

そこでの第1セッションが終わって彼がカウチから起きあがり，部屋を出てエレベーターに向かうとき，彼は突然ホフマンに「先生エレベーターに一緒に歩いていって下さい」と頼んだ。21階のオフィスの廊下には大きな窓がありそこからは下が見え，彼が恐怖心をもつであろうことは2人にとって明らかであった。ホフマンは考えている余裕がなく，咄嗟の判断で彼の要請を受けいれ，2人でエレベーターまで歩いてゆき，エレベーターを待つ間とりとめのない世間話（small talk）をした。エレベーターが来るとどちらからともなく，手を出して握手したあと，彼はエレベーターに乗って去っていった。両者によるこのような行動は分析治療が始まって以来はじめてのことであった。

セッションが終わって彼がエレベーターに乗って去るまでの時間と空間はホフマンのいう"liminal space"であった。この間に2人の間に起こったことは「自然発生的」な対人現象であった。古典的な分析技法（禁欲原則と中立性を重んじる）からすると，これらは標準から逸脱したパラメーターとして批判される現象であった。ケンとホフマンは次の数セッションでこの現象についての深い分析を行い，分析のプロセスが大きく発展したという。そしてそこには治療プロセスとこれらの現象の間の弁証法的な発展がみられたという。

オグデンの"the Analytic Third"（分析の第三主体）

分析家と被分析家は，それぞれ思考，感覚，身体的現実，心的アイデンティティをもった独立した人（subject）であり，その2人の間の相互作用の結果生まれた心理的産物を"intersubjectivity"とオグデン（Ogden, T.）は呼んだ。"intersubjectivity"は日本語では普通「間主観性」と訳されるが，和田（1996）はこれをあえて「間主体性」と訳した。それはオグデンが分析家，被分析家の各々の主体性を重視しながら，論を進めているからだという。

この間主体性は分析家，被分析家の各々の主体性と分離して存在しない，互いが他方を創り出し，打ち消しあい，保ちあうものである。これらは力動的ポテンシャルをもって共存している。これはウィニコットが「赤ん坊

だけの存在というのは考えられない。それはいつも母親との共存においてのみ考えられる」と言ったのと似ている。「分析の第三主体」という体験はこの間主体性の内側にいながら，その外側にもいるという体験であるという。彼の症例を読んで「分析の第三主体」の体験というのがどういうものであるのか具体的に理解しよう。

症例
　Mr. Lの分析（この時点までに約3年間続いていたという）の1つのセッションの始まりに彼は机の上に置いてある封筒に気づく。そしてそれはイタリアの分析仲間からの患者に関する守秘義務のある手紙であることは知っていた。それに切手が貼られておらず，一緒くたに送られてくる料金別納郵便であることに気づいた。この事務的な非人間的な郵送方法に彼はがっかりした。
　その手紙は物理的にはそこに数週間置いてあったが，そのような気づきと感情を彼はそれまで全く体験しなかった。これは Mr. L と彼との間のその時点での相互作用の結果起こったものである。彼はこの間主体性の内側にいながら，同時にその外側にいてこの現象を分析しようとした。
　この体験が彼のいう「分析の第三主体」である。セッションが進んで，またこの封筒のことが連想され，今度は封筒に彼の名前と住所が手動のタイプライターで書かれてあるのに気づいた。それはコンピューターで出力したものではなく，メーリングラベルでもなかった。この人間的なやりかたに彼は喜びに近いものを感じた。それはセッションの始めに体験したのとは違っていた。
　この時点ではMr. Lと彼との間の間主体的体験も違っていたのである。日常の臨床で分析家が体験する空想，雑念，感情など（これらをオグデンはビオンのいう"reverie"という言葉で表現した）は，患者に関係ないものとして切りすてられることがあるが，それらこそ「分析の第三主体」として患者の無意識を探求するのに大切な資源となる。
　Mr. L はセッションの始めにはいつものように周りの環境（特に家族）から離れた存在，離人感などを自由連想していたが，オグデンがタイミングを見計らって，「分析状況でも同じような体験をしているのではないか」と共感的に介入したところ，Mr. Lの声は前より大きなものとなり，それまで聴いたことがないような充実したものとなった。そして家では夜中に窒息感を感じること，診察室の中も生ぬるくて，空気がどんよりと停滞していることなどを話した。これをきっかけにして，彼がそれま

で感じてはいたが，特定できないでいた無意識の恐怖感を治療者と共に共体験し，それを意識化することができた。このようにして分析のプロセスが深められていった。

このような体験はわれわれの日常の精神療法でもよくみられることである。たとえば患者が沈黙しているとき，治療者は自分の自由連想にふけり，自分のなかの感覚，感情，雑念などを体験する。それをオグデンのいう「分析の第三主体」として間主体性の脈絡の中で分析することは，セッションの中の"here & now"を理解するのにきわめて有効である。

間主観性（Intersubjectivity）分析理論

ストロロウ（Storolow, R. D.）らは，コフートの自己心理学をさらに発展させ，間主観性理論を展開した。これについては，丸田が翻訳や著書によって詳しく紹介しているので，それらを参考にしていただきたい。要約すると，これは，いわばシステム理論であり，心理現象は隔離された心のなかにでなく，患者の主観的世界と治療者のそれとの間の相互交流によって起こるものであり，その脈絡においてのみ理解され，治療されるべきであるという。

ストロロウらは，間主観性理論はコフートの自己心理学を超えたそれ独自の理論であると主張する。患者の心の中にいろいろな葛藤があるのは当然であるが，それらが間主観性の脈絡の中でのみ理解され，治療される。ただ患者の呈する独自の対人関係のパターン，または思考パターンをオーガナイジング・プリンシプルと呼び，それが治療者との間に起こったとき，それを間主観的に理解し治療することが大切である。

彼らは具体的な治療技法を提供していないが，彼らが呈示している症例を読んで感じることは，治療者の共感能力，自然な応答性，理解能力（とくにオーガナイジング・プリンシプルについて），そして間主観性の脈絡の中で明確化したり，解釈したりすることの大切さである。

以上述べたポストモダーンの精神分析理論はアメリカのオーソドックス

な分析理論として定着していないにせよ，大きなインパクトを与えていることは確かである。たとえば自我心理学の中でも，転移‐逆転移の相互関係の治療的意義が論じられ，逆転移のエナクトメント（enactment）ということが言われている。これに伴って分析家の患者への治療的自己開示が検討され，それがどの程度，どのような内容を（selective），どのようにして（計画的 deliberative か自然発生的 spontaneous かなど）行われるかなどが論じられている。対象関係論者は投影性同一化の観点から，自己心理学の一部の心理学者は間主観的共感の観点から，治療的自己開示は技法の一部となっている。

これらは患者の精神内界の現象を治療者が客観的（中立的）な態度で分析し，解釈を主な手段としてきた古典的な一者心理学（one person psychology）から，分析家が"here & now"において患者と相互交流しながら治療してゆくという，いわゆる二者心理学（two person psychology）への大きなパラダイムシフトである。それは治療者の絶対性，客観性，"there & then"志向から相対性，主観性，"here & now"志向へのシフトであるとも言える。

いずれの志向が正しいというのではなく，ある意味ではどちらも正しいといえる。ワラーシュタイン（1998）もいうように，これらをどう統合してゆくかが，これからの精神分析の課題であろう。

第3章
技法論

1. 見立て，診断的面接

1) 精神科的診療の特徴

　治療が成功するためには，しっかりした診断が大切である。精神医療で用いられる面接は診断的面接と治療的面接とに便宜上分けられるが，実際には診断と治療の各過程がそう明確に分けられない場合が多い。精神科では，治療的態度で患者に接しなければよい診断はできないし，また治療に対する反応を見ながら診断をつけてゆく場合もしばしばである。精神科的診療法は内科的または外科的診療法とだいぶ違うので，精神科ではどうしてこのような方法がとられるか，まず簡単に説明しようと思う。

　内科で患者を診療する場合，まず主訴，現病歴，家族歴などが聴取され，続いて身体的診察により，身体的現在症が得られる。医師は患者に対して次々と質問を発し，患者はそれに対して，受動的に答えるという形をとることが多く，その内容は誰が聞いてもそれほど大きい違いはない。すなわち患者の提供する情報は医師の態度により変化するということは少ないし，また肝臓の腫脹という身体的症状は誰が診察してもそこに存在する。

　ところが精神科的所見というのは浮動的なものである。患者は周囲の状況，特に医師の態度に敏感に反応する。自信のない患者に対し医師が権威的な態度で接すれば，患者の心は萎縮してしまい，言いたいことも言えなくなってしまう。一般に本当の精神内容は通り一辺の医師の態度ではなかなか明らかにされない。外科の診察では，患者は医師を怖がっても診察を受けられるし，また医師の技術を信用して手術を受けることができる。これらは理想的な状況ではないが，とにかく医師に対する好悪の感情に関係

なく治療は受けられる。

　ところが精神科では医師の患者に与える第一印象が悪いと患者は心の殻を閉じてしまう。この場合全く沈黙してしまう極端な例から、しゃべってもごく表面的な応答しかしないという防衛的な態度までいろいろある。患者は警戒的になり、感情を表現しなくなるために、どのような点に問題があるのか、核心を特定しにくい。

2) 治療者に求められる基本的態度

　精神科的診察では患者の信頼を得るということが第一のステップである。そのためには医師の次のような態度が必要である。

　ここでは「医師」という言葉を使っているが、これは他科の診察との差異を強調するために使ったのであって、これは「非医師」のメンタルヘルス専門家と書き換えてもいい。

熱心に聴取する態度

　一定の時間を割き、プライバシーのある、静かなオフィスで一対一になって熱心に患者の訴えを聞く。医師の熱心な関心が注がれることにより、患者は安心感を持ち、次第に自分を出すことができるようになる。患者が自発的に話している限り、患者に主導権をもたせ、医師は受動的な態度を保つ。患者がスムーズに話をしているときは、質問によって話を中断しないよう注意する。医師は患者の話の内容だけでなく、話のニュアンス、非言語的なコミュニケーション、たとえば表情、身振りなどの意義を把握するよう努める。

適宜な対応

　患者の話を熱心に聞いていると、医師は知らず知らずのうちに適宜な反応を示しているものである。医師は患者の話に「なるほど」とうなずいたり、理解と共感の言葉をそれとなく吐いたりする。このような細かい情緒的、人間的な反応が患者にとって大きな支えとなる。医師がただ黙って無

表情に話しを聞いているだけでは，患者は張り合いをなくしてしまう。あるいはそれを，医師の無関心ととる。
　冗談や皮肉は避けた方がよい。無理のない，自然な冗談はまだよいが，患者を元気づけるつもりで冗談を言ったりするとかえって逆効果になる。むしろ一貫して真面目な態度を続けた方が無難である。

医師‐患者関係の客観的観察
　ある種の患者は権威者に対して反感をもつことがあり，権威を代表する医師に対して反発する。患者の父親が権威的でさびしい人であれば，患者は父親になついた経験が無く，権威者である医師に対してもなじめない。
　また患者が以前の医師と治療関係が悪かったとき，その情報をくわしく聴く必要がある。そこに患者の病理が潜んでいるかもしれないからである。ことにドクターショッピングの傾向のある患者はその病理を今度の治療関係でも反復する可能性があるからである。以前の治療関係が良かったにしろ，悪かったにしろ，医師との治療関係を終結するということは，患者にとって大きい現象である。その終結にともなう患者の感情を聞いて，それを表現してもらい，その気持を整理する手伝いをすることが大切である。その気持ちが整理されないまま，新しい治療関係に入ると，その未解決のままの感情が新しい医師に無意識のうちに置き換えられることがあるからである。そのモーニングワークの過程で患者は新しい医師との関係を築いてゆく。
　以上のような医師に対する陰性感情（不信や反感など）をもつ患者を診療するときは，医師は特に真剣な態度で患者に接し，患者の心理を理解，共感しようと努める態度を示せば，患者は次第に反応し，医師に対して好感をもつようになる。
　時に患者は医師に対して初めから好感をもち，その好感が愛情にまで発展することがある，これはヒステリー性格をもった女性患者に多い。医師は自分に魅力があると速断する前に，患者の医師に対する転移感情を吟味すべきである。このような患者に対してはなれなれしくせず，たえずある感情的距離をもって面接するよう注意する。

以上のような種々の理由から患者は医師をいろいろな感情をもってみているわけで，その程度も患者によって異なり，単なる「虫が好かない」程度から，妄想患者の「医師も敵である」という被害的態度，または色情的態度までいろいろである。このような医師‐患者関係は診断面接では持続的に固定した物でなく，医師のその後の態度，患者のそれに対する反応などによりたえず変化するものである。医師の患者に与える第一印象が悪くても，患者と医師が話し合っているうちに，医師が好感のもてる人間であることを発見すれば，それは患者にとって新しい体験であるかもしれず，きわめて治療的である。

　また逆に初めは医師に対して好感をもっていたのが，医師のわずかの人間的欠点をさらけ出したために，患者が落胆する場合もある。このような患者は医師について完全な人間像を心に描いているものであって，医師の欠点がごく普通のものであってもそれを誇張して感じ取る。一般にこれは境界例患者か自己愛患者に多い（医師の理想化，脱価値化）。

　以上のような歪められた医師‐患者関係は，主として患者の側に病理のあるために起こることが多いが，ときに医師の側にその原因が潜んでいることもある。医師にとって虫の好かない患者が現れたり，なんとなく会いたくない患者に悩まされたりすることがある。あらゆる医師‐患者関係に多かれ少なかれ医師，患者両方の問題が入りこむので，医師は患者との人間関係をいつも客観的に観察することが重要となる。

　治療的面接では，一般的に医師は「受け身的，中立的」な態度をとることが要請されるが，診断的面接で，医師が患者の病理に対してやや直面化的に介入することがある。これは患者がその直面化にどう反応するかをみるためである。これによって患者が自分の病気に対してどの程度客観性をもちうるかを判断できる。またそれとは逆に患者に対して積極的‐支持的（positive-supportive）に介入して患者の反応をみることもできる。

　これらは治療面接において治療者が患者に対してどのような態度をとるのがもっとも治療的であるかを判断する材料となる。これはサリバンが精神科面接における「関与しながら観察する」ことの重要性を強調したのと同調する。

さて，以上のような基本的態度をもって精神科の患者を診察することになるが，一般医学でアナムネーゼ[注1]をとり，身体的現在症をとるのと同じように，精神科でもアナムネーゼをとり，精神的現在症をとる。必要があれば身体的検査も行う。ただ必要とするアナムネーゼの内容とそのとりかたは，異なっており，また精神的現在症も言葉によるコミュニケーションや患者の示す態度，行動などがよりどころとなる。

3) アナムネーゼの内容

主訴

　患者が最も話したいこと，すなわち主訴と現病歴を聴取する。主訴は，患者が言った言葉をそのまま引用してカルテに記載するのがよく，後で症状を専門的用語を使って記述してもよい。

　たとえば，「どのような問題でこのクリニックに来られましたか？」という質問に対して，「先生この頃なにか気分が落ちこんで，なにもやる気がしないのです」といった場合，これをそのまま主訴としてカルテに記載し，現病歴をとったあと，これが気分障害としての抑うつであると判断された場合は「抑うつ状態」と記述することができる。

　患者の意志でなく，家族につれて来られた場合（精神病の患者に多い），どのような理由でつれて来られたかを患者に推測させる。患者は面接の始めには自分が病気でないことを主張することが多いが，家族関係とか，学校や職場での対人関係のことなどを聴いているうちに，妄想的念慮と思われることなどを自然に話し出すことが多い。このような患者には過去に精神科的な治療（外来，入院，カウンセリングなど）を受けたことがあるかどうかを聞くと，患者の精神状態がもっと明確になる。このような患者についてはあとで家族からの情報を得る。

注1) 初診の患者に対して診察前に行う問診。

現病歴

　現病歴をとるにあたっては，患者の訴える病状の始めと，その進展の様子を詳しく聞く。たとえば抑うつであれば，その始まりの時期，それがどのように起こってきたか，患者は自分の気持ちをどう表現するか（「悲しい」「淋しい」「退屈感」「つまらない」「生きている意味がない」「無力感」「希望がない」など），その気分に波があるか（「午前中におちこんでいるが，午後から夕方にかけて気分がよくなる」など，大うつに多い），「抑うつ気分と爽快気分とが交互にくる」（双極性障害）とか，症状の強さ（障害度）はどうか（いちおう日常生活の上で大きな支障なく機能できているか，職場や学校で集中力困難，記憶障害が起こっているか，対人関係に影響を及ぼしているか，社会的にひきこもっていることが多いか，ときには自殺したいと思うかなど），症状が連続的か断続的か，身体症状を随伴しているか（睡眠障害，食欲障害，体重の変化，便通の障害など）を聴き取る。

　現病歴に報告されたさまざまな症状が，どのような背景から起こってきているのか，誘発因子はなんであったかを特定するのが次の作業である。この作業は症状を聴き取るときに同時に行うことができる。この誘発因子がなんであるかを患者は特定できないときがある。そのようなときは，発症のころどのような出来事を患者が体験していたかをセラピストが患者と一緒にレビューすることが必要になる。そうすることによって，患者はどのような出来事が最もストレスになったかを気づくようになる。たとえば職場で上司や同僚と葛藤があるとか，昇進の機会を逃したとか，リストラの対象になっているらしいとかなどである。

　家族関係（夫婦関係，親子関係など）のなかでなにか普通と違ったことが起こっているかどうかを調べることも大切である。若い世代の患者の場合はボーイフレンドやガールフレンドとの関係の悪化が引き金になることもある。引っ越しが抑うつの引き金になることはよく知られており，引っ越しうつ病と呼ばれる。また季節の変化，たとえば冬にうつになりやすいとか，春に躁病になりやすいとかもよく知られている。失敗の体験のみでなく，成功の体験も発病のきっかけになることがあること知っておく必要

がある。職場で昇進したために責任の重さを感じて，うつになったり，大学入試に成功したあと，目的感を喪失してうつになったり（スチューデント・アパシー）する。またいくつかの要因が複雑にからみあって，発病のきっかけになることもある。時には，一見些細な事件のようにみえることが引き金となって発病する場合もあるが，治療が進むにつれそれが患者にとって重要な心理的意義を持っていたことがのちに発見されることがある。

　また神経症の患者で症状（うつ，不安，恐怖症など）を抱えて長い間慢性に悩んでいたのに，そのときになって治療を求めにきた患者に対しては，なにがきっかけで現在治療を求めることになったか，その動機を聞くことが大切である。それが患者の訴える症状の裏に潜む重要な葛藤と関連のあることが多いからである。

生活歴

　現病歴を聴取したあと，患者の生活歴が問題となる。ふつう現病歴を聴いてから生活歴を聴くが，患者によっては，生活歴を聴いてから現病歴に入ったほうが面接がスムーズにゆく場合もある。とくに精神病患者の場合はそのほうが症状の発展を理解しやすい。また患者の方でも，妄想や幻覚についてまだ見知らぬ人に始めから話したがらない。生活史を聴いてある程度の治療関係を作ってから症状について質問したほうが，いろいろと貴重な情報を提供してくれる。このように現病歴を先に聴くか，生活歴を先に聴くかは，患者により，またそのときの状況により決定される。現病歴を聴きながら生活歴に入っていったり，またその逆の場合もある。その辺は臨機応変に行うべきである。

　さて一般医学におけるアナムネーゼでは，患者の生活史はそれほど問題にならないであろうが，精神科ではきわめて重要である。生活史を聴くときにとくに注意すべきことは，患者がそれまでの人生においてストレスをいかに処理してきたか，対人関係はどうであったかを探ることである。ストレスに対してひっこんでしまうほうか，逆に攻撃的になるか，不安になるか，抑うつ的になるかなどを調べる。

　これは自我の防衛機能を調べるためである。また対人的に社交的か，喧

嘩しやすいか，リーダー的か，従順に従うほうか，友人関係が長続きするかなどを調べる。

　患者の乳幼児期の生育環境ことに両親との関係を調べることはとくに大切である。親ことに母親が子どもに対して，愛情と共感に満ちた抱える環境（holding environment）を提供してくれたかどうか，それらが充分でないと（deprived），子どもの自己愛は健康に発達せず，自尊心が不安定になる。また愛情過多，過干渉でも自己愛の発達が阻害される。母親との健康な共生関係，健康な愛着（attachment），健康な甘えの関係を体験することがその後の子どもの自己の発達に大切である。それからの健康な分離 - 個体化を体験することによって，子どもの本当の自分（true self）が育ってゆく。またこのようなプロセスを経て，子どものメンタライゼーション（mentalization）の機能が発達する。

　親からの愛情とともに親からの適度のしつけ，適度の愛情剝奪（deprivation）も子どもの自己の発達に大切である。親を理想化する体験，親との遊びの体験も子どもの自己愛の健康な発達に大切である。精神性的な発達との関連においては，乳児の母親からの離乳のプロセスがどうであったかを調べることが大切である。また肛門期におけるトイレットトレーニングの様子を調べることも大切である。その後の潜伏期，思春期の発達のプロセスも検討する。ことに思春期は第2の分離 - 個体化の時期であり，親から心理的に独立する。それと同時に自己同一性を確立する時期である。また異性との関係も大事な課題となる。

　さらに高校や大学での適応，学校を卒業したあとの社会での適応を検討する。その後は結婚，子どもの出産，自分の家族をもったあとの適応，子どもが巣立ってゆくときの反応，中年期または更年期危機への適応を検討する。エリクソンのライフサイクルの心の発達論に従って，患者が自分の人生に於いて，各節目でどう対応してきたかを調べる。

　これらは患者の病理とともに健康度を評価するのにも役立つ。最近患者の幼少時期における外傷体験として，親や親族，家族の友人からの性的いたずら，または精神的，身体的虐待，幼稚園や小学校における友人からのいじめなどが問題になってきているので，それらの有無についてさらっと

質問するのがよい。ことに解離症状があるときはその可能性が高い。そういう既往歴があることを認めても,診断面接の時点では話したがらなかったり,または曖昧な返答をしたりすることが多い。そのようなときは,それをカルテに記載するだけで,詳しく質問しないほうがよい。治療のプロセスで治療関係が確立されたあと,それらが重要な要因として浮かびあがってくる。

既往歴

次に既往歴では過去における身体疾患,精神疾患の有無を聴く。精神科的面接では疾患の有無だけでなく,それらに対する患者の態度を知ることも大切である。すなわち患者が身体疾患に対して抵抗が弱く,崩れやすいか,または逆にそれを否定して強がるかどうかというようなことである。そして,現在置かれている患者の状況や症状と当時のそれらとを照らし合わせてみる。

過去における精神疾患の有無を聴くときに,統合失調症,躁うつ病などの言葉を使わずに,不眠症,ノイローゼ,神経衰弱,うつ病などの言葉を使ったほうが患者は答えやすい。統合失調症の第一回目の発病が自覚的に不眠だけに終わってしまう場合もある。内因性うつ病（大うつ病）の診断にあたって過去に同様なうつ病相があったかどうかを知ることは大切である。

家族歴

患者の家族や親類に精神障害者がいるかどうかを知ることも大切である。統合失調症や躁うつ病などの内因性疾患の有無について聴く場合も,患者や家族は神経衰弱,ノイローゼと考えていることが多いので,それを聴きだしたうえで実際の症状を聴き,それがどのような疾患であったかを医師が客観的に判断する。親類について,ノイローゼ,アルコール依存症,自殺者,てんかん,犯罪者,変わり者などの有無を聴く。このような情報により,患者の現疾患の発病における遺伝の役割を知ることができ,また患者の家族が精神疾患に対していかなる考え方をもっているかを探ることが

できる。
　患者の家族が患者の現在の身体的，精神的疾患に対してどのような態度をもっているかを知ることも大切である。たとえば心気症患者の母親が過保護的に接していると患者はますます心気症的になるし，また統合失調症の症状を家族が理解しすぎて，症状の異常性を無視してしまうことがある。

4) 精神的現在症のとりかた

　一般的原則として，まず初めに患者をおおまかに外側から観察し，次第に精神内界の活動（思考，感情，意志など）の検討に移る。心臓の異常は心雑音という物理的変化によってかなり直接的にとらえられ，中枢神経系の異常は反射や筋肉系の変化というやや間接的な現象でとらえられ，精神異常は言葉と行動という最も間接的な現象により判断される。したがって検者の主感が入りやすい。
　そこで精神的現在症をとる上で大切なことは，患者の行動異常をなるべく主観を入れずに素直にそのまま観察，記載することであり，そのあとそれらを分類することである。精神内界の活動に関する推測は一番最後になされるべきである。

全体的観察
　まず患者の服装がきちんとしているか，突飛であるか，服装に無関心で汚いかなどを観察する。
　姿勢が全体的にうつむき加減で張りがないか（抑うつ的），胸を張って誇大的か（躁病など）あるいは硬く肩を張って不自然であるか（統合失調症に多い）。症状を誇張的に訴える態度か（神経症に多い），症状に対して比較的淡々としているか（解離性転換症状，統合失調症など）。表情はどうであるか，爽快か（躁病など），眉にたてじわをよせた，硬い，冷たい，暗い表情か（統合失調症など），寂しい愁いをおびた表情か（抑うつ的），不安で苦しんでいる表情か（不安うつ病，または不安障害など）。相手の視線を正視せず，どこか落ち着かぬところがあるか（統合失調症な

ど),茫乎としているか(意識障害,痴呆,慢性の統合失調症など),抑制を欠いて多幸的か(痴呆,気質的人格変化など)。話す声は大きいか,蚊のなくような低い声か,話し方に抑揚があるか,単調で平板であるか,多弁か,寡言か,沈黙しているか。自発的な発言が少なく質問に対する反応のみか。診察に対して協力的か,拒絶的か,全体的な印象として患者との人間的,感情的なつながりを感じるか,または冷たい,硬い壁があるように感じるか,などを記載する。

　このような全体的な観察と並行して上記のアナムネーゼの聴取を続けるが,時に患者の陳述がまとまらなかったり,自発性がなかったり,茫乎としていたりして,それ以上の情報の聴取が無意味と思われることがある。そのようなときは客観的な情報を家人から聴取し,本人に対しては,直接的,検査的な質問に切り替える。まず器質的な症状があるかどうかを検討する。

器質的症候群(意識障害,痴呆など)の診断

　患者が検者の質問を充分理解せず,反応がのろく注意が散漫なときは意識障害を疑い,クリニックまで来た道順を話させたり,前日にしたことなどを聴いて健忘の有無を調べる。日時,場所,周りの人についての見当識が障害されているかどうかを調べる。簡単な検査が注意力の検査に使われる。たとえば100から7を順々に引き算させる(93,86,79というふうに)。軽い意識障害のときには患者自身が話のまとまらないのに気づき,困惑することがある。

　意識障害は急性の器質症状であるが,慢性の場合は痴呆が起こる。知能の低下や人格変化の見られるときは痴呆を疑い,記銘力の検査(数を何桁か順唱させたり,逆唱させたりする,それぞれ5けた以下,3けた以下のときは異常である。またアトランダムに3つの物体の名前を覚えさせ,30分後,1時間後に復唱させる。

　判断力の検査(森の中で迷ったらどうするかなどの仮定的な質問や,時事問題,歴史,地理に関して受けた教育にマッチした知識を保っているかどうかの質問をする),抽象能力の検査(たとえばラジオと新聞の重要な

共通点は何かといった質問や，諺を解釈させたりする）などを行って痴呆の有無，その程度を評価する。一般に痴呆患者は，人格が子どもっぽく深みが無くなり，抑制力を欠く。

　こうした検査をすべての患者に行う必要はない。意識や知能の障害が疑われる場合のみ，しかも試験官的態度でなく，気楽な雰囲気の中で患者の心を傷つけぬように行うべきである。これらの検査により，器質的疾患が疑われたら神経内科に紹介して詳しい神経内科的な診察や検査をしてもらう。器質的疾患が除外されると，次にノイローゼ，心身症，内因性精神病，人格障害，発達障害などが鑑別されねばならない，そのためにはアナムネーゼの聴取を続けながら，次のような点を観察する。

感情状態の観察

　患者のもっている基本感情がなんであるかを探る。患者に直接「気分はどうですか？」と質問してもいいし，それと同時に患者の全体的態度（表情，話し方，体の動きなど）から判定する。抑うつ，高揚気分，不安，緊張，多幸，恍惚，怒りなどの感情の存在，またはそれらの欠如（鈍麻，無関心など），その程度，持続的か浮動的か，感情の表現が周囲の状況や話題に適したものであるかどうかなどを調べる。

　慢性の統合失調症患者は自分の親の死について淡々とした調子で語る。人格が荒廃してくると，悲しむべきことを笑いながら語ったりする。あるいは自分には関係のない人に怒りを向けたりする。感情が全く生起しないとか（alexithymia）周囲のものが疎遠にみえるとか訴える場合（離人体験，統合失調症の初期，うつ病にみられる），相手に対して全く相対立する2つの感情を持つ場合（愛と憎などの両価感情）がある。

　このような矛盾した感情状態は統合失調症に特徴的とされるが，程度の差はあれ，神経症患者や人格症害（特に境界例），それに正常人にもみられる。ただ後者の場合にはいずれかの感情がより優性である。

　感情反応を調べるときに，他の要因との関連を考えながら検討することが大切である。たとえば，不安や怒りがどのようなことをなしているときに強くなったか。だれのことを話していたときか，どういう理由からか，

同じ感情反応のパターンがくりかえされるかなどを知ることにより，患者の問題点が次第に明らかになる。

意欲，行動の観察

　患者の自発的な行動と刺激に対する反応的な行動との両者を観察する。患者の精神活動と身体活動とは不可分に関連しあっているので，精神科では精神運動性という言葉が用いられ，その運動の亢進や減少が区別される。患者の精神運動性が高まる場合（多弁，多動など）には，それが気分の高揚に一致していたり（躁病など），または不自然で生硬な要素をもっていたり（統合失調症に多い）また不安焦燥に基づいていたり（不安うつ病に多い）など，いろいろな種類がある。

　活動性の減少する場合にも，抑うつ気分に一致して思考，行動が全体に抑制される場合（抑うつ的），硬く不自然で拒絶的なもの（統合失調症的混迷），無気力で自発性に乏しいもの（統合失調症），パーキンソン病のような神経病学的所見（仮面様顔貌，筋強剛など）を伴うものなどがある。患者の言語活動についても，それが全体的に抑制され，話のスピードがのろくなる場合（抑うつ的），話の途中に不自然な突然の中断のある場合（統合失調症など）などがみられる。一般に現実の行動にマッチしない行動，周囲の者の理解に苦しむ行動などは精神病的な行動である。

　外界の刺激に対して患者がどのような反応を行動に表すかということを観察することも大切である。刺激にマッチした反応であるか，または量的，質的にマッチしていないか，それに無関心であるか（統合失調症に多い），ひっこんでしまうか，または逆にでしゃばりか，それらは刺激の種類（たとえば人物による刺激であれば男性，女性，老人，小児など，物体による刺激であれば，言語的，非言語的など）によって異なるかなどを探る。刺激に対する反応の早さもみる。躁病者は素早く反応し，うつ病者はのろく，統合失調症者は早かったり遅かったり，全体にぎごちない。同じ混迷状態にあっても統合失調者は周囲からの話しかけや働きかけに全く応じないが，うつ病者はわずかながらも反応しようとするものである。

思考活動ならびに思考内容の検討

　患者の思考はその言語活動を通じて知ることができる。思考活動のテンポが速く，次々と観念が湧いてくる場合（躁病的な思考奔逸），逆にテンポがのろく，観念の湧かない場合（うつ病的な思考抑制）などがある。思考がぎごちなく，途中で中断されたり，また突然に新しい思考が現れたりする（統合失調症など），同じ考えが常同的に繰り返し現れることがある（統合失調症者にみられる常同症，器質的保続症），また話が回りくどく，目的に達するのに多くの回り道をすること（迂遠思考）がある。考えがまとまらず，話が周囲の人に理解されにくい場合（意識障害，意識が清明な時は，統合失調症）もある。

　思考内容の異常としては，強迫思考，恐怖症などがあり，これらは患者から自発的に語られることが多い。また過価観念と称して，たとえば家人の病気がたえず心配で頭から離れないという場合がある。取り越し苦労はうつ病患者によくみられる。妄想とは現実に根拠のない間違った考えで，説得による矯正不能のものをいう。統合失調症では，関係妄想，被害妄想がもっともしばしば見られる。時に恋愛妄想がある。

　慢性の統合失調症患者の場合に血統妄想，誇大妄想のみられることがある。妄想患者から妄想を聴き出すときは，慎重を要する。

　なるべく患者の側に立って，たとえば「周囲の者は意地悪しないか」と聞く。そして「そのような可能性はあるかもしれないから，もっと話してほしい」というような理解的，同情的な態度で聴くと，次第に心の殻を開いて話してくれる。「そのようなことはありえない」とか「それはあなたの気のせいだ」というように，妄想を矯正しようとしたりすると，患者は警戒的になり，心の殻を閉じてしまう。淡々とした中立的な態度で聴くことで，患者の信頼を得ることができる。

　うつ病では，貧困妄想，罪業妄想，疾患妄想などがみられる。

　思考内容を聞き出すうえで技術を要するのは，うつ病患者の自殺念慮である。軽症のように見える場合も自殺の危険はあるので注意を要する。治療を行っている最中にもこの危険は起こる。自殺念慮をもっているかどうかを聞く場合，青天の霹靂のごとく，それについて質問するのは当を得

ていない．治療の最中であれば大体の見当はつくし，治療同盟がしっかりできていれば，直接聴いてもよいであろう．しかしあまり直接的であると，患者はそれを反射的に否定してしまうことが多い．したがってその質問に至る準備が必要である．たとえば「どの程度憂うつか」「なにをしてもつまらないか」「生きていても嫌になることがあるか」「死んだ方がいいと思うことがあるか」「実際に死のうと思ったことがあるか」「その手段としてどういうことを考えたか」というような順序できくとよい．手段を考えているときはかなり危険である．

　思考障害のなかで，自我意識の障害と呼ばれるものがある．自分が他から影響を受けるとか，なにかをさせられると感じたり（作為体験），自分が自分でないように感じたりする．これは DSM では解離性離人体験として分類されているが，ここでいう離人体験は思考障害としてのものである．時に自分の考えが抜き取られるとか，吹き入れられると述べることがある．これらは統合失調症に特異的な症状である．

　ノイローゼや心身症の患者の場合に患者の話の裏に潜む心理的意義を汲みとるよう心がけるべきである．

幻覚，錯覚に関する問診

　幻覚——幻聴，幻視，幻味，幻臭，幻触——を聞き出す場合も妄想におけると同じような注意を要する．ただ唐突に「声が聞こえるか」と聞いても，患者は自分の聴力が普通かどうかを聞いているのかと思ったりする．また自分がおかしく思われているのではないかと感じて，症状を否定する．

　このような，明らかな精神異常を思わせる症状を聞き出すときは，その他の話題を話すことにより患者とある接触を持った後，「周りに誰も人がいないのに誰かに話しかけられるような感じのすることはないか」とでも質問し，次弟に声の種類，内容などを聴き出す．幻覚の起こる状況を探るのも大切である．それが不安，うつなどに対する防衛なのかどうか，あるいは外的な状況に全く関係のない生物学的現象なのかを識別する．

　統合失調症者はボーとしているときに声が聞こえるといい，面接の会話中に聞こえるということは少ない．統合失調者の幻覚はやや曖昧で具体性

を欠き，患者にそれを詳しく述べさせようとすると，患者が困ってしまうことがある。器質性（中毒性，脳障害）の幻覚は共存する他の精神症状や意識の動揺などに応じて出没し，その内容は鮮明で具体性がある。特に幻視が多い。幻覚に対する患者の態度を知ることも大切である。

　幻覚に完全に巻き込まれているか（急性の器質性幻覚，急性の統合失調性幻覚），ある距離をもっているか（統合失調症の薬物療法中や症状軽快中），症状消失後，病的であったという病識が出るか（器質性患者は早期に，統合失調者はかなりたってから出る）などを調べる。

　一般に患者の知覚は自分の感情状態によって大きく左右される。感情状態によって自分の知覚が修飾されることが多い。これを錯覚という。不安の強い時は，ちょっとした風の音を泥棒の侵入する音と錯覚する。また器質性にも錯覚は起こる。

病識の検討
　病識とは患者が自分の精神異常を認める能力をいう。一般に精神病的患者は病職を欠き，自ら医療を求めることは少ないが，しかしなんらかの病感（どこか病気らしいという漠然とした感覚）をもつ場合はある。統合失調症者は「あなたの精神は異常だ」と言われると憤慨するが，「あなたの神経は少し疲れているように見える」と言われると案外納得する。患者はたとえ精神病的であっても，人格の全部が侵されているわけではなく，幾許かの健康な部分を残している。この健康な細分が病的な部分を客観視できるときに，病識が発生する。異常についての単なる病識にとどまらず，病気を完全にコントロール出来るような状態が治癒である。

　病識に関連のある言葉として，現実検討というのがある。これは部分的病識とも考えられるもので，患者が自分の精神内界の現象（考えや空想など）と現実世界の現象とを区別できる能力をいう。精神病患者は自分の空想内容と現実とを混同してしまうことがあり，その極端なタイプが妄想である。病気から回復するためには，まず現実と空想とをはっきり区別する力が出なければならない。

ノイローゼの患者は一般に病識をもっている。しかし重篤な心気症の患者などになると，自分の症状がなんらかの身体疾患（たとえば胃ガン）によるものであると頑強に主張して譲らないことがある。こうなると，精神病に近い妄想的確信となる。

　また病識と区別して用いられる言葉として洞察がある。これは，患者が発病するに至った主として心理的な原因と過程，そして遠因となった病的な性格パターンを知的に理解し（知的洞察），それを実際の生活，治療体験を通して体験的に納得し，それを自分の中で消化して自分のものにして，病的な傾向をたえずチェックしながら生活できる場合（情緒的，または体験的洞察）に用いられる。治療を受けてもこれだけの洞察をもちうるにいたる患者はなかなかいない。ここにいたるまでに治療をやめてしまう患者が多い。

5）患者の健康な部分の評価

　患者が精神障害の症候を示しているといっても，患者の全人格が病気に侵されているわけではない。アナムネーゼをとるとき，患者の病理だけでなく，健康度を評価することも大切である。たとえば統合失調症患者で，精神病症状を現在示していても，過去に学校でよく勉強ができたとか（高い知能），ある種のスポーツが得意であったとか，音楽や芸術に興味を持っていたとか，ある種の音楽器を奏でることができたかなどである。このような才能や能力は，治療プランをたてるときに，非常に参考になる。神経症や人格障害の患者についても，どの領域で患者の能力がみられるか，たとえば現実検討能力，知識，判断力，独創性，ユーモア，衝動耐容能力，勤勉，正直，また精神療法を予定している患者については，感情を特定し言語化する能力，および心理的に因果関係を理解する能力（両者をあわせて"psychological mindedness"［心理学的素養］という）などを評価して記載する。

6) 心理テスト

　診断が疑わしいとき，精神内界の葛藤を探るとき，精神障害の程度を知りたいとき，病気に侵されていない健康な人格部分を評価したいときなどに心理テストが用いられる。これは内科における臨床検査とおなじく，診断の補助として参考にされるもので最終的な結論を出してくれるものではない。もっとも頻繁に用いられるものとして，ロールシャッハ・テストがある。これはインクのしみのような形をした対称的な模様図を患者に見せて，それが何に見えるかを答えさせるものである。その反応内容，反応数，反応形式などにより，患者の知能，人格を評価する。その他知能テスト，記銘力テスト，TAT（精神葛藤を探る），質問紙などがある。

7) 診断

　アメリカ精神医学会によって作成された精神障害診断基準（DSM）は，2014年5月にDSM-5として改訂出版された。これはWHOによって2016年に出版予定の国際診断基準（ICD11）と照合された形で作成されたという。DSM-5ではDSM-IVで用いられた多軸診断は中止されている。その他，精神療法家としては以下の改訂事項に注目すべきである。

　（1）統合失調症の亜型はすべて廃止され，統合失調症とそれに類似した精神病状態はすべて「統合失調症スペクトラムおよび他の精神病性障害」として統一された。(2) 神経性発達障害について従来自閉症，アスペルガー障害，広汎性発達障害など，複数の疾患単位にわかれていたものが，自閉症スペクトラム障害（Autism Spectrum Disorder: ASD）として一括して扱われることになった。アスペルガー障害は近年国内で認知度が高まってきた診断名であるが，言語性IQを統制して他の病態と比較したときの独立性が充分でないとの理由から今回の改定ではASDに吸収される形になった。(3) 双極性障害は気分障害の枠を離れて，独立された形で分類されることになった。(4) 抑うつ性障害では，3つの診断カテゴリーが新設された。それらは重篤気分調節症（Disruptive mood dysregulation disorder），持続性抑うつ障害，月経前不快気分障害である。重篤気分調節症は児童思春期におけるかんしゃくと抑うつ気分を臨床症状とする病態として新設された。これは児童思春期における双極性障害の過剰診断の懸念から新設されたものである。持続性抑うつ障害はカテゴリーとしては新設であるが，DSM-IV までの慢性大うつ病性障害と気分変調症に相当する病態を扱う。月経前不安障害は DSM-IV-TR まで今後さらに研究を要する病態として扱われていたが，今回の改定で独立した疾患単位となった。新設されたカテゴリーのほかに大きな変更点としては，死別体験が症例によって，抑うつ障害に編入されたことである。これまで，死別体験は正常な反応として，治療の対象から外されていたが，今回の改定では，その障害度は診察する医師の判断によるということになった。(5) 不安障害の章は強迫障害や PTSD が他の章に移り独立して扱われるようになったので，よりコンパクトになった。診断基準に関連する部分では，恐怖症の患者が体験する恐怖の程度が DSM-IV までは患者自身が過剰であると自覚している必要があったが，DSM-5 では，その恐怖は実際に状況から想定しうる程度を超えているとの医師の判断をもって診断されることとなった。(6) 強迫障害とその関連障害において，上述の恐怖症の自覚と関連し，強迫性障害とその関連障害において，病識に関する特定用語が設けられた。それは自らの強迫観念や強迫行為がどの程度非現実的，非合理的であるかを3段階（Good, Poor, Absent/delusional）で示すものである。この特定用語は予後との関連性の強さから設けられた。強迫性障害の章には DSM-IV まで身体表現性障害として扱われていた，身体醜形障害が追加されたのに加え，皮膚むしり障害とためこみ障害がカテゴリーとして新設された。(6) 身体症状とその関連障害については，身体表現性障害に含まれていた数も概念的に重複されていた点が見直され，より簡略となった。具体的には身体表現性障害として扱われていた，身体化障害，鑑別不能型身体表現性障害，疼痛性障害と一部の心気症が一本化され，身体面での症状が主訴であれば身体症状症として扱われることとなった。従来の心気症で身体面での症状がなく，健康への不安が主訴である場合は病気不安症と診断される。(7) 神経認知障害，いわゆる認知症の診断分類も DSM-5 では大きく変わ

ったが精神療法との関連は少ないと思うので，原著を参照されたい。

　精神科医が診断する場合は症状の臨床的診断とともに，その危険因子（リスクファクター），予後などを検討することが望ましい。

　臨床心理士の場合は患者の障害がどのようなレベルの障害であるかを判断する必要がある。すなわち患者の障害が①神経症レベルか，②人格障害レベルか，③精神病レベルか，④適応障害レベルかなどを判断する。それぞれに対する心理療法的アプローチが変わるからである。また治療中に障害のレベルが変わるときがある。たとえば境界例の患者を治療しているとき，ときに精神病的になるときがある。このようなときも治療のスタンスを変える必要がある。

　次に症例を検討してみよう（Perry, S., Cooper, A. M., Michels, R. 1987）。

症例
　　Aさんは52歳の会社員で，結婚しており，一男一女の父親である。主訴は抑うつで自ら治療を求めてきた。抑うつ気分とともに，睡眠障害があり寝つきが悪く早朝覚醒がある。食欲も落ちているという。この抑うつのきっかけとなったのは，会社でまた昇格の機会を逃してしまったということである。彼自身どうしてこのように上司から拒絶されるのか，よくわからないというが，恐らく自分が何をするにも，ぐずぐずと先延ばしする傾向があるとか，上司に対して追従的であったかと思うと，挑発的であったりして上司をいらいらさせるという彼の長年の性格パターンが関係あるかもしれないという。

　　彼は過去2回，抑うつ症状を体験している。一度は30歳の時で，今回と同じく職業的失敗が誘因であった。2回目の抑うつは彼の息子が父親の自分に気に入らない女性と（反抗的に）結婚したことがきっかけになったという。Aさんの父親は病気がちの人で，自分の職業のことでいろいろと欲求不満があった。そしてAさんが思春期のときに，心臓発作で死亡した。彼の父親は，完全主義で，子どもであるAさんを完全にコントロールしようとした。Aさんが家庭のなかで自己主張しようとすると，それを怒り，またAさんが家庭の外で何かに失敗するとそれを叱った。Aさんの母親はいつも殉教的ともいえるタイプの人で，内心自己不全感，絶望感，強迫的な思考，慢性の不眠があり，社会的に引きこもりがちであった。Aさんの幼少時期彼の母親は，彼が自己主張したり，彼女から独立して物事をすることを好まず，彼女にとって彼が従順な子に

なるよう育てた。Aさんは本態性高血圧症があり、このために降圧剤を服用していた。

　この症例のDSM-5による記述的診断は「抑うつ障害群」の中の「うつ病（DSM-5）大うつ病性障害，反復エピソード，中等度の障害」となる。次にこの患者の症状の裏にある精神力動を考えてみよう。これを「精神力動的フォーミュレーション（定式化）」という。

自我心理学的な視点
　Aさんは，彼の周りにいる競争者に対する無意識の激しい敵意と殺意をもち，それに対して無意識の恐怖をもっていた。すなわちその願望を表現すると殺されるのではないかという恐怖があった。敵意と恐怖との間の葛藤が彼の中心的課題と言うことができる。この無意識の願望を直接的に表現すると彼らからの報復を受けるという不安のため，その願望を抑圧してしまう。しかしそれを間接的に表現しようとすることがある——たとえば，仕事を先延ばしにするなど。
　また，相手に対して完全に友好的な良い子になってしまう。つまり反動形成的な防衛をする。そうすると彼は内的に激しい怒りを感じ，また自分が無くなるのではないかという幻滅を感じる。彼は，この内的な葛藤を抑圧しながら防衛している。彼はその他の防衛として知性化を使うが，それはある程度適応的な防衛となり，職業における部分的な成功に導いた。
　自分の状況を競争的な闘いと感じるAさんのパターンは，発達史的には未解決の肛門期，あるいはその後のエディプス期にその起源をみることができる。彼の母親はAさんの自立性および自己主張を好まず，彼女の言うとおりになる素直な子どもに育てた。そうすることにより彼女は自分の問題にさらに彼の問題を追加することを避けようとした。また彼の父親は，完全主義的な傾向とコントロール志向のために，彼が家族の中で自己主張することを拒み，それを叱った。
　Aさんの怒りを抑圧する防衛は，父親の慢性心疾患によって強化された。Aさんは自分が自己主張的に行動すると，父親を殺しかねないという不安

を持ち続けた。そして実際，彼の思春期に父親は死亡した。彼は無意識のエディプス期の勝利に対して罪悪感を感じ，それ以後自分の自己主張に対してきわめて慎重になった。Ａさんの過去の２つの抑うつのエピソードはそうした父親との争いにおいて敗北したということが遠因になった。

　つまり息子との競争，同僚との競争における敗北――これらは彼の幼少時における親との競争の敗北を無意識のうちに彼に思い起こさせるものとなった。それは，競争における敗北に対する不安と同時に，その競争の結果として成功した場合における他者からの報復があるだろうという彼自身の罪悪感については，不安もあったが，後者について彼は無意識であった。

　治療状況においては，Ａさんは治療状況を新たな競争状況とみる可能性がある。治療の初期には不安で依存的であるが，抑うつが改善し始めると，勝利者のように感じ出し，この勝利に対して罪悪感を持つようになる。つまり自分の中にある激しい悪い感情を持った自分が勝利に値するとは思えなくなり，勝利に罪悪感を持つようになる。この罪悪感の反応として，治療をさぼるようになり，治療を早めにやめてしまうか，あるいはうつ病の症状にこだわったり，抗うつ剤をやめてしまったりする可能性がある。

　このような自己破壊的な行動は，セラピストを勝利者とみる傾向と交互に訪れる。セラピストに直接的にチャレンジすることを恐れ，Ａさんは間接的に挑戦し，表面上友好的／謝罪的にふるまうが，行動的には受け身的‐攻撃的にふるまい，予約を忘れたりすることがある。あるいは抗うつ剤の治療をやめて治療を脱価値化する。

自己心理学的な視点

　Ａさんの中心的な問題は，非常に低い自尊心と，それからくる他人からの承認を絶えず求めるというニーズである。同時に彼は，自分自身と他人における限界を受け入れることに抵抗する――つまり，自分自身の限界を受け入れると，他人からの承認を得られなくなる，また他人の限界を受け入れると，他人からの承認があった時にその価値が低下する。

　発達史的にみると，抑うつ的な彼の母親，それから病的な父親は，自分自身の問題にとりつかれていたので，彼の行動や気持ちに対して共感的に

反応することができなかった。また彼の両親は，自分たちの失敗を補うために彼の成功を期待した。Aさんは彼の一生涯，子どもとして両親から得られなかった賞賛を得ようと努めた。これによって彼はある程度の職業的な成功を収めたが，結局は自分自身についての疑惑，自己‐対象関係の不安定さのために，力尽き，いろんな仕事を先延ばしにした。

　それに加えて，この両親の期待を内在化したために，彼自身の限界を受け入れることができず，彼自身の高血圧，職業的な停滞感を成し，他人における限界を認めることができなかった。たとえば息子の親に対する挑発的な結婚，それから自分が昇進を逃したということは，彼の自己感に多大な傷つきを与え，彼の幼少時期における失敗感を再び目覚めさせた。その結果として起こった自尊心の傷つきは，現在のうつ病の再発に貢献した。

　治療状況においては，Aさんは，治療者の賞賛を得ようと努めるであろう。彼は治療において多大な期待を持つであろう。そして自分自身もセラピストも理想化しようとする。しかし，セラピストが彼に対して彼の望むような共感を与えることができないと，彼は傷つき，容易に激怒するであろう。自分自身の限界，セラピストの限界が現実において明らかになってくると，彼は治療全体を脱価値化し，より落胆することになるであろう。セラピストがAさんの共感されるニーズ，セラピストを理想化するニーズを早めに制限してしまうと，転移‐逆転移の問題が障害となるであろう。

対象関係論的な視点

　Aさんの中心的な問題は，彼の良い自分と悪い自分とを統合することの失敗である。幼少時期において，彼の抑うつ的な母親は，彼のニーズに適切に反応することができず，Aさんはその結果として起こった怒りが母親を破壊するのではないかという恐れから，彼の悪い怒った自分を抑圧し，良い息子のように行動した。この良い自分と悪い自分との間のスプリッティングは，コントロール志向の父親との相互交流により強化された。彼の父親は彼の自己主張的な行動を挑発と考えた。

　Aさんは彼の競争的な怒りが病的な父親を殺すのではないかと恐れ，あるいは父親からの報復があるのではないかと恐れ，再び悪い自分を抑圧し

た。思春期において，彼自身のエディプス的な姿勢が非常に強くなってきた時に，彼の父親は死亡した。彼の父親を殺すという禁止された願望に対し，彼は無意識の罪悪感を持ち，Ａさんは悪い自分をさらに抑圧するようになった。そして亡くなった父親とのつながりを保つために，父親の完全主義的な傾向に同一化し，自分自身の成功を罰するようになった。

　この分裂の防衛は，Ａさんを比較的部分的成功には導いたが，彼の表面的な防衛は非常に脆弱であった。彼の上司に対して良い部下であろうとする努力は強化され，奇妙な印象を上司に与えた。そして，悪い自分が抑圧を破って表出した際には，先延ばしの傾向や，頑固さが結果した。このような悪い自分の傾向は，彼をますます自分自身を懲罰する方向へと導き，彼の行動は制限され，憤怒はますます抑圧されるようになった。彼の抑圧と分裂の防衛は，投影によってより複雑になった。つまり彼は，自分自身の無意識の悪い自分を他人に投影したのである。

　防衛のプロセスは，彼の他人との交流において非滋養的な母親あるいは非支持的コントロール志向の父親との体験を再現させ，また悪い自分の息子への投影は息子の結婚を父親に対する反発とみなした。またＡさんは，生涯において昇進を逃したことで，子どもの時の拒絶，脱価値化，見捨てられを思い出させられ，またこれらを彼の悪い自分の願望の投影に対する報復と彼はみなした。

　したがって彼のうつ病は，彼の懲罰的な超自我の結果であると同時に，彼の悪い自分の敵意的な願望の投影に対する懲罰であり，また良い自分が完全主義的な理想を達成することができなかったことについての懲罰と彼はみなした。

　治療状況においてＡさんは，非常に素直で従順な息子として過去の失敗をたしなめ，セラピストの期待を達成することができないのではないかと心配するであろう。しかしながら，Ａさんは同時に彼の怒った懲罰的な自分を治療者に投影するため，治療者は情緒的にケアしない人，またはコントロール志向の人と感じられる。これらはそれぞれ母親，父親との関係を転移として再現したものであろう。

　治療者は，Ａさんの自尊心がよくなるにつれて，彼がセラピストを脱価

値化するという現象に注意しなければならない。また，Ａさんが怒りの感情を表現する時には，彼の超自我がその表現を懲罰することによって，一時的にＡさんがまた抑うつ的になることに注意しなければならない。

3つの視点の考察

ここでは３つそれぞれ異なった視点が提示されているが，そこには類似点があることを指摘したいと思う。その類似点とは，Ａさんが治療初期のハネムーン期間を過ぎた後，治療関係においてきわめて困難な状況を起こす可能性があるということである。つまり，自我心理学では，Ａさんは次第に受け身的‐攻撃的な態度を示してくる。自己心理学では，治療者に対して初めは理想化転移を発展させるが，後に治療者の共感不全に対して不満を示すようになる。対象関係論では，患者の「悪い挑発的な」自己が治療者に対して投影される。

また，これら３つの視点は，治療者の逆転移についても異なった視点を提供する。自我心理学では，治療状況において治療者と患者との間の競争的なコントロールが出現するので，それに対する治療者の逆転移をいつも検討しておく必要がある。自己心理学では，患者は治療者に対する理想化の後，脱価値化の転移を発展させるので，これに対する治療者の逆転移を吟味することが大事である。対象関係論では，患者の両親のイメージが治療者に投影されるので，治療者は患者の両親に似たような役割を演じさせられるような圧力を感じる。

また，これら３つの視点は，この患者の抵抗，転移に対しても，理解を深めてくれることを示している。自我心理学では，Ａさんは症状が改善されるにつれ罪悪感を感じるようになり，治療者を防衛的に挑発するであろう。自己心理学では，すでに述べたように初めの理想化の後，治療の脱価値化が起こり，治療に関する不満を持つようになるであろう。そして治療に対して非協力的になってくる可能性がある。対象関係論によると，患者の症状が一時改善した後，つまり回復期に，いったんうつが悪くなる可能性がある。

以上のように，治療状況においてＡさんが示してくる転移は，治療者の

逆転移を理解する助けになる。

　最後に，この3つの視点は，治療状況においてどういう治療的介入が必要であるかということを示している。つまり，治療において当然起こってくる転移‐逆転移，抵抗を扱うのに必要な治療的操作を暗示している。この3つの視点ではいずれも，この患者に非批判的中立的な治療環境を提供する必要があること，そしてその環境において患者が自然に怒りを表現することができるようにすること，患者の自我の強さつまり高い知的能力などを認め，それらを強化していくことなどが大事である。それと同時に，この患者には治療において治療者によるある程度のコントロールも必要とされる。

　そして，基本的にはこの3つの視点は似ているけれども，異なった概念化が，治療においてどこに焦点を置くか，どういう言葉を使うかについて治療者に影響を与える。

　たとえば，自我心理学では，治療者は患者の現在の困難を幼少時期の両親との関係と結びつけて考えるであろう。自己心理学的には，患者の表面に見られる誇大性の下にある脆弱な，不安定な自己に注目するように患者に仕向けて行くであろう。そして治療状況における共感の失敗を患者の幼少時期における両親の共感の失敗とつなげるようにするであろう。対象関係論では，治療者は患者の破壊的な陰性転移を患者の両親に対する見解あるいは感覚と結びつけて患者の病理を解釈するであろう。

　このようにして，治療者は彼の両親とは違って患者の不快な感情を受け入れる能力があるということを示すようにするであろう。洞察志向の精神療法では，これらの3つの視点の相違は微妙であるけれども，患者の力動的理解という面からみると——つまり患者の中心的な葛藤を理解し，抵抗，転移‐逆転移の力動を概念化していくうえで——，非常に治療上有効であることを示している。

超文化的な視点

　この3つのフォーミュレーションは，アメリカの精神分析家による視点であり考察であるが，ここでは私の超文化的な視点を提供したいと思う。

Aさんの両親からの愛情や共感の欠如は，土居の言う甘えの欲求不満に近いものを感じる。それはバリント（Balint, M. 1968）によって提供された彼の基底欠損の理論とも通じるものがあると思う。彼は乳幼児が体験する乳幼児と母親との間の受け身的な対象愛の重要性を指摘し，「相互交錯的な一心同体的な共同体」と記載した。

　Aさんはこのバリントの言う基底欠損を持った人格として成長するであろうし，それが将来彼が体験するであろう精神障害の基礎にあると考えることができる。治療的には，治療者はAさんがこのような基底欠損を持っていることを理解し，それを念頭に置きながら治療することが大切である。

　西欧の患者にはこの甘えの理論を理解することも感じることも難しいので，治療者がこの欲求不満を患者に言葉で解釈することは困難である。私の日本の境界例の治療においては，患者が甘えの病理を極度に表現することが多いが，怒りの感情を体験することは困難に感じているようである。逆にアメリカの境界例の治療においては，患者も治療者も怒りの感情には容易にアクセスできるが，甘えの感情，感覚にはアクセスすることができないまま治療を集結してしまうことが多いように思われた。世界の各地でますますグローバル化していく患者を治療するにあたって，このような超文化的視点は極めて大切である。

2. 治療的面接

　治療者は患者に対して受け身的中立的態度を保持し，患者の話を熱心に聴取する。そして患者が感情を表現した時にはそれに共感するよう努める。そして治療者の匿名性，禁欲的な態度——つまり自分自身に対しても患者に対しても禁欲的な態度を保ち続ける。そうすることによって患者との治療同盟を確立するよう心がける。

1) 抵抗

なぜ患者は抵抗を示すのか
　患者の精神療法を続けていくと，遅かれ早かれ患者は治療に対して抵抗を示してくる。抵抗とは患者が精神療法を受ける時に心の中に起こってくる治療に反対する力を言う。精神科以外の科を患者が受診する際には，患者は診療する医師に対して非常に協力的であるが，精神科診療ことに精神療法において患者がこういう抵抗を示すのはなぜだろうか。
　第1に，患者は精神療法によって自分が変化するのではないかという不安を持つようになる。人間は一般的に変化に対して抵抗するのが普通である。
　第2に，患者は病気が治ることによってそれまで維持していた疾患利得，つまり周りの人——家族や友人——から得ていた注目や理解などを失うことになるのではないかという不安を持つのが普通である。この疾患利得の喪失も患者の抵抗に貢献する。また経済的には，障害年金をもらっていた患者が年金の喪失に至るかもしれないと思うのは当然である。こういうこ

とが治療における患者の抵抗の原因となる。

　また，時にはこの抵抗は患者の厳しい超自我と関連のある場合がある。つまり患者の超自我が患者が良くなって人生を楽しむことを罰するということが，治療の進行を阻害することもある。

　これらのほかに心のもっと深いところでは，治療を進めるにつれて患者がこの治療が自分の心の奥深くうずもれていた苦しい葛藤や苦しい感情にアクセスするということを実感するようになり，それによって不安を感じて抵抗するようになることがある。つまりこれは，患者の葛藤をもとにして起こった精神障害と同じようなことが起こりつつあるわけで，ただ症状ではなくその解決に向かって進めていくのが精神療法である。

抵抗として示される現象

　このような抵抗として患者が示す現象は，患者の持つ自我の防衛機制と一致するものであり，たとえばセッションへの無断欠席，遅刻，セッションにおける沈黙，回避つまり自由連想の最中に急にトピックを変えて話題から逸れてしまうようなことなどがある。

　そして置き換え——つまり治療者に対して何らかの感情を持った場合にその感情を他人に向けて発散するということ——がある。たとえばセッション後，家に帰って家族にあたったりすることがある。これはセラピストに対する患者の感情の置き換えである。

　知性化——つまりセッションの間じゅう，患者は細かいことにこだわり，抽象的に話して知性化することにより感情を表現しないということ——がある。

　沈黙の反対の現象としては饒舌がある。これも患者の抵抗の一つであって，治療者はこの饒舌によって患者が抑圧しているものを理解しながら話を聞いていくことが大切である。たとえば，うつ気分に対する躁的な防衛などがそれにあたる。

　それから転移抵抗というのがある。これは患者が治療者に対して性的な感情や激しい怒りを感じた時，それを満たそうとして行動に示そうとする場合を言う。これは慢性化あるいは遷延化する傾向があるので，抵抗とし

ては扱いにくい現象である。

そして治療における抵抗としてのアクティング・アウトとアクティング・インがある。アクティング・アウトは治療の外で起こる患者の抵抗的な行動化であり，アクティング・インはセッション内で患者が治療者の目の前で示す抵抗的な行動化である。たとえば面接中に居眠りをしてしまうとか，表情を変えたりしかめつらをしたり声のトーンが変わったりすることがある。こういう時には患者に何かが起きているわけなので，何が起こっているかを吟味しながら話を聞いていく必要がある。

それから健康への逃避という現象がある。これは患者が治療者に，「もうよくなった」と宣言して治療をやめようとする現象である。患者はいろいろと現実的な理由を付けてやめようとするが，それが真に患者の治癒に基づく行動であるか抵抗であるかを吟味する必要がある。

抵抗の扱い方

一般に抵抗または防衛を扱うにあたっては，治療者はその防衛を尊敬し，批判的にならずに受けとめて様子をみることが大切である。そしてタイミングをみてそれが患者の抵抗であることを指摘し，患者がそれを受けとめることから始める。患者が抵抗であることを認識しないかぎり，それ以上の追求は待ったほうがよい。患者が抵抗であることを受け入れた時に初めて治療者は抵抗の内容，すなわち患者が何に対して抵抗しているかを解釈する。精神分析は抵抗に対して内容を後まわしにし，内容の解釈はタイミングをみて患者が理解しそうになった時に初めて解釈するのが定石である。

2）転移

転移の種類

「転移とは患者の精神障害の心理的な原因となった葛藤的な対象関係を治療者との間の対象関係に置き換えて生じる現象である」。

患者は，それが患者自身の葛藤でありながら，他人との対象関係において繰り返しこの関係を反復する。それを患者の反復強迫と言う。それは治

療者との関係においても出現する。

　はじめに転移の種類であるが，陽性転移と陰性転移についてまず述べたいと思う。陽性転移とは患者が治療者に対して陽性の感情を発展させるものであり，感情としては治療者に対する好感，愛情，信頼感，尊敬，理想化などである。陰性転移における感情は，治療者に対する反感，憎悪，怒り，妬みなどを含む。普通，患者は治療を開始した当初は治療者に対して陽性転移を発展させるが，治療が進むにつれその裏に陰性転移が含まれてくることがしばしばである。陽性転移は治療者との治療同盟を確立するために大事な資源になるのでそれを育てる必要があるが，陰性転移はその兆候が認められた時にはそれを取り上げながら少しずつ解消していくことが大事である。つまり，陽性転移と陰性転移は表と裏の関係にあり，いつも共存していると考えた方が理解しやすい。

対象関係としての転移

　治療者との関係には，たとえば父親転移，母親転移，同胞転移など，患者にとって過去の重要な人との間の関係性が転移として表れやすい。たとえば，親から虐待された患者は治療者からも虐待されるのではないかという恐れが転移として現れることがある。あるいは親からのネグレクトも転移現象として現れることがあり，たとえば治療者が休暇を取った時にそれをネグレクトとして受け取るという転移現象が現れる。同胞転移としては，治療者が治療している他の患者との関係を転移として表す場合が多い。

精神構造と転移

　患者の精神構造の一部が治療者に転移されるという場合もある。たとえば，患者の厳しい超自我が治療者に投影され，治療者が厳しい対象として患者を批判するという転移を表すことがある。患者の自我が治療者と同一化することにより，自分の攻撃欲を処理しようとすることがある。これは攻撃者との同一化と呼ばれる。イドに備給されたリビドーや攻撃欲が治療者に投影されて転移が現れることがある。リビドーが治療者に対して投影されたものを取り入れたりして複雑な現象が現れることもある。たとえば，

治療者のリビドーを取り入れて治療外で性的行動として行動化することがある。

発達史と転移

　治療が進展し，患者がエディプスの葛藤に直面してそれを扱っている時に，治療者が患者のエディプスの対象となることがある。また，エディプス以前の時期における葛藤——たとえば口唇期や肛門期の葛藤——も，転移として現れることがある。たとえば，口唇期では治療者に対する依存欲求が顕著になり，また治療者との分離が非常に大きい問題として転移に現れる。肛門期では攻撃欲が主な現象として治療者との間に関係が転移され，たとえば治療者から心理的に殴られるとか治療者を心理的に殴るとか，そういう現象がみられる。肛門期の発達史が転移に現れた場合は，親からの虐待が想起されることが多い。

境界例と自己愛患者の転移

　境界例の転移としては，周知のように治療者が良い対象となったり悪い対象となったりする分裂の現象が起きる。また，投影性同一化として自分の衝動と共に自分自身が治療者に投影され，自分自身をコントロールしようとしながら同時に治療者をもコントロールしようとするので，治療者はその心理的操作に巻き込まれてしまう危険性がある。自己愛患者は，治療者を理想化したり（理想化転移），ならびに鏡転移を起こすのが普通である。これは上に述べた転移とは多少趣が異なり，自己愛患者のニーズとしての転移と言っていいと思う。つまり，自己愛患者は理想化やミラーリングの体験を親との間で体験しなかったので，それを治療者に半ば無意識のうちに要求するという現象である。

　このように患者が過去の幻想または現実における対象関係を語る時には，治療者はそれを here & now の話と関連づけながら話を聴くことが重要である。

3）逆転移

逆転移とは

　逆転移というのは治療者が患者に対して体験する感情を言う。精神分析の発達した初めのころは，それは患者によって治療者の葛藤が刺激されて治療者が患者に対して生じた感情のことを言っていた。つまり治療者が患者に対して発展させた転移である。しかし最近は治療者が患者に対して体験する感情体験をすべて含めて逆転移としている。

　というのは，かつて精神分析では神経症のみを治療の対象としていたが，最近は神経症のみでなくいろいろな精神障害が治療の対象になったため，治療者の反応も葛藤に根差したものだけでなく，より一般的人間的になったからである。治療者の逆転移を起こしやすい患者としては，人格障害の人たちが多い。ことに治療者に対して強い性的感情，また攻撃的な感情を持つ場合である。

　これに対する治療者の逆転移としては，治療者の意識的無意識的な陰性の逆転移感情がある。ときに陽性の感情が性的感情にまで高まることがある。また，ケアテーカー逆転移と言って，患者を助けようという一心から患者の病理に巻き込まれるときがある。患者を救えるのは自分だけだという救助空想を起こすわけである。つまり，逆転移の感情としては怒り，ねたみ，救助的な感情などがあり，患者の面接がある日には不快感を持つことがある。また面接中も不快な感情を体験することがある。このように逆転移があるときには，陽性の場合も陰性の場合も，同僚やスーパーヴァイザーに自分の気持ちをシェアし，それをコンテインして分析する必要がある。

　かつては逆転移は患者の気持ちをブロックし，治療の障害になると考えられていたが，最近では逆転移は患者の病理を理解するのに重要な資源であると考えられるようになった。つまり，患者の転移と治療者の逆転移の相互交流を吟味しながら分析していくという可能性が出てきた。このような場合，治療者は気持ちをエナクトしたり，時には自己開示が必要とされる場合もみられるようになった。しかしこの自己開示は慎重にされなけれ

ばならない。つまりそのタイミング，程度を考えながらすることが大事である。

2種類の逆転移

　逆転移に2種類あることを指摘したのがラッカー（Racker, H. 1968）である。彼は，治療者が患者に対して患者の感情に共感的で「適切な」逆転移を発展させた場合を「融和型（concordant）逆転移」と言い，患者の感情に対して患者の家族が反応すると思われるであろう，同じ感情を治療者が発展させる場合，つまり「不適切な」逆転移を発展させた場合を「補足型（complementary）逆転移」と呼んだ。

　治療者は，患者がこういう2つの分裂された感情，思考を持っていることがあるということを理解し，これらを統合した形で治療することが大切である。たとえば，子どものときに親から虐待された患者が治療を受けたときに，治療の初期には治療者に対しておとなしく率直であるが，治療が進むにつれ陰性の感情を発展させることがある。このようなときには，治療者はそれにネガティヴに反応するのではなく，コンテインしながら治療を進めていくことが大切である。

境界例と逆転移

　境界例の患者の治療においては，分裂（スプリット）の状況はよく起こってくる。自分のイメージをスプリットしたり，治療者のイメージをスプリットすることによって，治療者が良い対象になったり悪い対象になったりすることは，よく体験することである。治療者はそれに振り回されずに一貫した態度で患者を治療することが大切であり，それによって患者は治療者を取り入れて両方のイメージを統合していくことができるのである。

　また，時に患者が治療者を理想化したり脱価値化したりすることがある。これは自己愛患者に多いが，治療者は理想化されると不安を感じることが多い。治療者はその不安を行動化せずに，患者の理想化を受け入れることが大切である。また，脱価値化されたときは，それを治療者自身の問題と言うよりは患者の病理でもあると客観的に考えて治療を進めることが，よ

り治療的である。

　境界例の患者を病院で治療してよく起こることは，患者がスタッフを良いスタッフと悪いスタッフに分裂することである。スタッフの気持ちをシェアしてもらい，患者の病理や力動をスタッフに説明することによって，チームが一体感をとり戻し，まとまりをもって患者を治療することができるようになる。

4) 夢

無意識への王道

　フロイト（Freud, S. 1900）は，夢には睡眠を維持する機能があると言った。その後の分析家の研究で，必ずしもそうではないということが言われている。というのは夢には不安の夢とか悪夢があって，睡眠が断絶されることがあるからである。フロイトは，患者が夢を報告した時は，その夢がその日に体験した何かがきっかけとなって起こっていることが多いので，それを患者に報告してもらうことが大切だと言った。それをフロイトは「日中残滓物（the day residue）」と呼んだ。睡眠中は患者の自我の監視機能が低下しているので，患者の無意識の原始的な精神状態がそのまま夢として表出されることが多い。そのため夢の現象は，時に覚醒中の精神病患者の精神状態に類似していると言われる。

　フロイトは，夢は無意識への王道であると述べた。確かに夢は無意識の心の宝庫であると言っていい。夢には患者の無意識の葛藤があり，無意識の欲求があり，ときには原始的衝動がそこに提示される。それらの衝動が夢を通じて表現され，それがカタルシスの役割を担う。

　外傷体験を持った患者が，夢のなかでその外傷体験を再体験することがある。それは PTSD の患者が昼間に体験するフラッシュバックと類似した現象である。

　夢には，現実の生活における対人関係の葛藤や，治療関係における治療者との葛藤，また過去の対人関係の葛藤体験が提示されることもある。

フロイトの夢の理論

フロイトは，夢の理論として3つの概念を提供している。それは第1に顕在性の夢内容，第2に潜在性の夢内容，第3に夢作業である。

顕在性の夢内容は，患者がわれわれに報告する夢である。

潜在性の夢内容は，顕在性の夢の裏に潜む患者のいろいろな無意識の現象を意味する。それは患者の夢作業によって夢として生産されるものである。

夢作業としては以下のものがある。

妥協形成——夢の内容におけるいろいろな精神構造の間の葛藤を妥協してまとめようとする現象である。

凝縮化——夢の中のいろいろな現象が凝縮されて，混沌とした精神現象がそこに現れる。

置き換え——たとえば女性が男性になったり男性が女性になったり，あるいは自分のガールフレンドが親になったり，いろいろな置き換えの現象が起きる。

象徴化——夢に現れるいろいろなイベントや物が，象徴化された意味を持って現れる。たとえば，高い塔や建物，尖った形のもの，ペンとか鉛筆やナイフは，男性の性器を象徴することが多い。山の間にある谷は，女性性器を象徴することがある。空中を飛ぶことは性的興奮を意味することがある。火事は怒りを表すことが多い。このように夢に現れる現象は象徴化されることが多いので，治療者はいろいろ考えながら夢の意味を理解することが大切である。

二次的修正——患者が夢から覚醒した後に，夢の内容を半ば意識的に修正することがある。

夢の生理学的な研究

デメント（Dement, W. C.），クライトマン（Kleitman, N.），ジュヴェ（Jouvet, M.）らは神経生理学的な研究を行い，夢が睡眠の中でもREM睡眠の状態において起きることを確証した。脳の活動と夢との関連はこれで確認されたが，それが臨床的にどういう意味があるかはまだ明確にはわか

っていない。これらの神経生理学的な現象と夢の内容との関連性を追求するのは，これからのわれわれ臨床家の課題である。

　夢の実際の症例については付録の症例を参考にしていただきたい。

3. 治療的手段と治療的介入

　力動的精神療法には，大きく分けて2つの種類がある。それぞれは互いに2つの両極端と言ってよい。その1つは洞察志向の表現的な精神療法であり，もう1つは現実志向の支持的精神療法である。われわれが実践する日常の精神療法はこの2つの要素を含んでいるのが普通であり，治療の対象により，また治療状況により，この2つを治療的に混合しながら実践していると言える。

1) 自由連想法

　洞察的精神療法は，技法的には精神分析に非常に近い。洞察的精神療法では，治療手段として自由連想法が用いられる。患者は心に浮かぶことをそのまま何の批判も加えることなく治療者に自由に話すことが期待される。実際には自由連想は非常に難しく，患者は自分が連想したことを治療者にどう思われるかということを心配して，すぐに抵抗が入ってくる。治療者はその抵抗を吟味しながら，そしてその抵抗を取り除きながら治療を進めていく。実際には患者にとって自由連想は難しいので，それが自由にできるようになったときには患者の治療は終結に近いと言われている。

　自由連想の中で，現実の体験，過去の体験，転移における体験，その3つが次々と連想に上がってくれば，連想が順調に進んでいる証拠である。この自由連想は支持的精神療法の場合にはあまり治療的ではない。というのは，支持的精神療法の対象となる患者は自我に欠陥がある場合が多く，自由連想によってかえって退行してしまう場合が多いからである。自由連想は基本的には患者の無意識の心にアクセスするために行われるものであ

る。支持的精神療法では無意識の心を扱うことはしないので，自由連想によって患者の状態がかえって悪くなることがある。

2) 中立性

　中立性とは，治療者が患者に対してあくまでも中立的な態度を保ち，患者の問題に巻き込まれず中立的に治療を進めることを言う。アナ・フロイトは，患者の精神的な内部構造，つまりイド，自我，超自我の3つの精神構造のいずれにも組せず等しい距離で治療することを中立性と言っている。これがアナ・フロイトの自我心理学的視点からの定義であるが，のちにグリーンバーグが対象関係論的な見地から中立性を再定義した。つまり治療者は患者の過去の古い対象と現在の治療者という新しい対象との両方に対して同じ距離をもって治療することが中立性であると再定義した。

　一般的に中立性といった場合，治療者は無表情で冷たい感情を持ったセラピストというイメージを持ちがちであるが，実際にはそれとはまったく異なり，治療者はより人間的で共感的な態度で患者に接することが大切である。というのは，温かな人間性と共感性は，効果的な患者‐治療者関係の重要な一部分だからである。

3) 匿名性

　フロイトが精神分析を始めたころから，治療者の匿名性が大切だということが強調されてきたが，それは治療者が自分の個人的な生活や感情などについて自己開示することによって，患者の転移が台無しになることを懸念したからである。しかし実際には患者は治療者の現実を知っていることが多い。というのは，治療者のオフィスにおける家具や書籍など，治療者の持っているものによって治療者の人格が露呈されているからである。また，治療者がいろんな考えを解釈によって示す場合にも，治療者の人格がそこに現れてくることが多い。ただ，治療者が積極的に自分の情報を患者

に提示することは治療的ではないことが多い。そういうわけで実際には治療者が自然に自分を露呈してしまうことが多いのだが，それにはそんなにこだわる必要はない。それに対して患者が反応した場合には，それをとりあげて分析することができるからである。むしろそういう治療者‐患者の現実的な相互交流が治療に役立つ場合が多いと最近は言われるようになった。

4) 治療期間

　患者を洞察的精神療法で治療する場合には，患者の無意識の心理を扱い，患者の示す症状や行動の意味を分析することになっているので，転移の発達とその解消が必要になってくる。そのためには非常に長い期間を要することになる。つまり，2〜3年は普通であり，4〜5年かかることもある。精神分析ではそれは普通のことである。

5) 面接の頻度

　実際の精神療法では面接の頻度は週1回が普通であるが，洞察的精神療法では週2〜3回必要になることがある。面接の頻度を多くすると転移が発展するので，それを扱うためには洞察的な精神療法的アプローチが必要である。御存知のように，古典的精神分析では週4〜5回必要であり，患者はカウチに寝て自由連想し，治療者はその後ろに居て患者の自由連想を聴取することになる。われわれの実際の臨床では，洞察的な精神療法では週1回，時に2〜3回を要する。支持的精神療法では週1回，あるいは2週に1回，月1回と，面接の頻度は少なくなる。

6) 治療的介入

解釈 (interpretation)

　治療的介入の第一に解釈がある。解釈は洞察志向の精神療法における主

な治療手段であるが，それは患者の無意識の心理を意識化するために行われるものである。患者は無意識の心理に対して強く防衛しているので，無意識の欲求や衝動を解釈する場合にはタイミングを十分考慮して行うことが大切である。また解釈する場合には，治療者と患者との間の治療同盟が十分確立された上で行うことが望ましい。

直面化（confrontation）

洞察志向の精神療法にはたいてい用いられる技法であるが，患者が連想の中で課題を回避したりあいまいにしたりしている場合にそれを患者に指摘し，患者がそれに直面するように持っていくことである。

明確化（clarification）

患者が連想の中で，考えていることや感じていることを明確に言語化できていない場合に，治療者が「それはこういう意味ですか？」というふうに患者に質問することを言う。

詳述の奨励（encouraging detail）

患者があることについて話をしたとき，それが抽象的であいまいな場合，「そのことについてもう少し話してくれますか？」と，具体的に説明を求めることを言う。

共感的受容（empathetic acceptance）

さきほど述べた洞察志向の精神療法と支持的精神療法の連続性の中で，より支持的なアプローチの場合に用いられる技法である。もちろん洞察志向の精神療法でも共感と受容はその根本に必要であるけれども，支持的精神療法の場合はそれを根本的治療手段としてよりオープンに用いるわけである。

忠告（advice）

忠告は支持的精神療法における主な治療手段であり，患者に対して忠告

や指示を与える場合をいう．ただ，繰り返し患者が治療者からアドバイスを求める場合には，ある時点でそれを患者に返し，患者に対応を考えてもらうようにする．つまり「あなたはどう思いますか？」と患者に返すことが必要になる．

　日本人の患者は非常に依存性が高いので，始めから治療者に指示を求めることが多い．治療同盟を確立するために治療の初期にはアドバイスを与える必要がある場合が多い．洞察的精神療法ではアドバイスを与えることはむしろ禁忌となるが，実際の臨床ではある程度のアドバイスを与えることが必要になることが少なくない．たとえば，患者がある対象と病的な対象関係を続けていてそれから離れられないときに，ある程度治療的にその対象から離れるようアドバイスすることが必要な場合がある．そのようなときには，治療者からアドバイスがあったことについて患者がどう感じたかを聞くことが大切である．

賞賛（praise）

　患者が何か健康な行動を行ったときに，それを賞賛して，そういう行動をたくさん行うようサポートすることが必要になる場合がある．

是認（affirmation）

　患者が話をしているときに，患者が話していることにふんふんとうなずいたり，なるほどと言ったりすることを是認と言う．そうすることによって，患者が意を強くして話に弾みをつけることができる場合がある．ことに自信のない患者や，やや抑うつ的な患者にはこういう技法が効果を奏する．

7）力動的精神療法における治療的プロセス

力動的診断

　力動的精神療法においては，患者を診断するにあたって生活歴や家族歴についての情報をとると同時に精神的現在症をしっかりととらえ，まず記

述的診断を行っている。その際，患者の病理のみでなく，患者の自我の健康度をしっかりと評価する。つまり，患者がどのような領域においてどの程度健康に機能しているかを診断する。患者に残された健康な自我の機能は，治療過程においてきわめて重要な役割を持つ。それを活性化することによって病気からの回復過程を促進することができるからである。

以上の情報を基にして，いわゆる力動的診断がなされる。

力動的診断においては，
1. 患者の症状を誘発した心因性，環境因性の要因
2. 患者の遺伝的，素質的，家族的背景が特定され，それに基づいて，
3. 患者の症状がどのような葛藤（主として無意識）に根ざしているかの仮説を立てる。

この過程において，患者の健康な人格発達を阻害した因子，それに伴う原始的衝動，願望，欲求をめぐっての葛藤，それに対する自我の防衛，超自我の介入，それから自己機能の障害度，自己構造の欠陥，また内的対象関係の病理などを考慮に入れて考察する。そして，現実における誘発因子とこれらの背景に在る病理とがどう関連して患者の病気を引き起こしたか，そして提示された症状にどのような意味があるのかを考察する。

この仮説に基づいて，患者の精神療法過程においてどのような現象，特に抵抗，転移が起こるかを想定する。患者の精神病理に関する仮説は，治療が展開されるにつれ確認されたり訂正されたりする。治療技法は，患者の病状，自我の健康度によって決定される。つまり，支持的精神療法か，洞察を志向する表現的精神療法か，両者を用いる折衷的なものかが決定される。

病理理論（精神力動論と言われる）は治療に影響を与えるし，また治療によって得られた情報は病理理論をさらに深めるというように，病理理論，治療理論，治療技法の間には連続性がある。

「治る」ということと「治す」治療者の役割

「治る」という言葉は，一般的には患者が病気から回復して元の健康に戻る場合に使われる。治るということを論じる場合，治るための条件とし

ての患者と治療者のそれぞれの側の要因，「治る」プロセス，治癒像などが考慮されなくてはならない。

　身体病の場合，治るということの概念，定義，治療プロセスは明確なように考えられがちであるが，事態はそう単純ではない。身体的なプロセスにも心が関与するからである。身体の病気にかかったということ自体，それがどのような疾患であれ，患者の心にいろいろな影響を与える。患者を医学的に治療するためには，医学的治療のみでなく，病理と治療のプロセスにおいて揺れ動く患者の心を精神療法的にフォローする必要がある場合もある。がんのように純粋に身体的なものと思える疾患でも，患者の心の持ち方，周囲の人の患者に対する接し方が治癒率に大きく影響してくる。

内因性の精神障害の場合

　心の病の場合は，治る過程はより複雑である。それは精神障害の種類により，また各患者個人により異なる。いわゆる内因性の精神障害，つまり統合失調症や躁うつ病などの場合は，薬物療法と支持的アプローチ（環境調整），リハビリテーションなどが主な治療手段となり，社会復帰，社会適応が主な目標となる。彼らの心の中に深く抑圧された葛藤を意識化するという精神療法的アプローチは，彼らの病理を治すというよりはむしろ悪化させることが多い。このような内因性の疾患は完全に治るかどうかわからないので，症状が消失した後も寛解という言葉が使われるのはご承知のとおりである。いつ病気が再発するかわからないからである。しかし，再発のたびに危機介入的な治療を行うと，患者が再発の誘因についての洞察を持つようになり，それに対してより健康的な対応をすることのできる自我が育ってくる。そうして次第に再発を予防することができるようになる。治療者の役割は，病気を治すというよりは，患者がこの病気とどのように付き合っていったらよいか，どのようにして再発を予防するかという洞察の手段を身につけてもらうよう治療を進めていくことである。

神経症，人格障害の場合

　神経症，人格障害レベルの患者の治療においては，患者のモチベーショ

ンが高ければ，治る可能性がある。治療者の役割は，彼らを治すというよりは，彼らが治るのを手助けするといった方が妥当である。心の病気を持った人たちは，幼少時期，心の成長を阻害する環境で育っていることが多い。その場合，親のネグレクト，虐待などがあれば親のほうに問題があるのが明らかであるが，このようなはっきりした環境因がないのに子どもはのちに精神障害を起こすことがある。

　最近の乳幼児発達の研究によると，子どもは生まれた時から環境を認知していると言う。母親と乳児との間には，常に非言語的身体的コミュニケーションが起こっている。乳児は親の意識的無意識的願望，期待，愛情，怒りなどを肌で感じ取っている。親と乳児との間の心の波長の同調性は，乳児の心の成長に大切である。これには親と子どもの素質が関係することがある。初めに生まれた子の育児はスムーズにいったのに，2番目に生まれた子の育児には苦労したという母親がいる。子どもはそれぞれ違った遺伝子，素質を持って生まれるので，それが母の素質，遺伝子とマッチしないことがある。そのようなとき，育児の過程で両者ともフラストレーションを体験する。この場合，母か子どもかのいずれかの問題ではなく，これは2人の間の相性の問題である。

治療同盟

　精神療法においても，初めから治療者が患者を好ましいと感じる場合と，逆にネガティヴな感情を持ってしまう場合とがある。これは患者の側に問題がある場合もあるし（つまり誰に対しても挑発的な態度をとる患者など），治療者側の問題（つまり治療者の逆転移）の場合もある。あるいは両者の相性が合わないということもある。アセスメントの段階で，治療者が患者に対するネガティヴな感情を客観的に自己分析できない場合やコントロールできない場合は，他の治療者に紹介することも選択肢のひとつである。ネガティヴな転移‐逆転移状況の中で治療が袋小路に入ってから治療者を替えるよりは，治療のプロセスに入る前に，治療を始められない理由を患者に説明し，理解してもらうほうがよい。治療を始めたら最後までそれにコミットするのが大切であり，治療が停滞したら，第三者にコン

サルテーションかスーパービジョンを受けるのがよい。

　心の病気を持った患者が治療を受けるには，患者が治療者に対して信頼感と安心感を持てることが大切である。安定した治療関係を確立するまで，患者は治療者を意識的無意識的にテストし，「この治療者は自分を理解できるのか，信頼できるのか」をチェックしている。治療者は患者に対して受容と共感の態度で接し，患者の話を熱心に聴取する。少しずつコメントして，患者が自由に話せるような雰囲気を作ること，そして患者が体験した出来事について患者がどのような感情を体験したかを共感的に聞くことが大切である。受け身的中立的な態度に徹していると，ある患者はそれを治療者からの拒絶と受けとって，治療から脱落することがある。このようなプロセスを経て患者と治療者の間には治療同盟が確立される。これが患者の病気が治るための必要条件であり，治療活動が展開するための舞台となる。

ドラマの展開
　この舞台に患者の過去の生活，現実の生活における人物が次々と登場し，さまざまなドラマが展開される。治療者は，そのドラマを観劇するとともに，時には舞台の上でドラマに直接参加する。このドラマは，患者の過去の体験であり，願望であり，空想でもある。患者は無意識のうちに治療者を過去の重要な人物と同じように行動させようとする。そしてその人物との人間関係を治療者との人間関係として反復する。これが転移である。

　また，過去の重要な人物，ことに親との関係で満たされなかった願望を，治療者との関係で満たそうとする。治療者は患者にとって強烈な感情，欲望の対象となる。すなわち，甘え，攻撃欲，性欲，愛情などの対象となる。また，治療者は理想化され，脱価値化され，また患者を加害する対象となったりする。治療者は，患者がそれらの感情，欲求を特定し，言葉で表現できるように治療を進めていく。

　治療者も人間であるので，舞台の上での強烈な感情を伴うドラマに巻き込まれてしまうことがある。それを予防するためには，一部の自分を常に観客席に置いておき，舞台の上にいる自分，患者と相互作用している自分

の感情を吟味することが大切である。

　このドラマの大部分は，患者の過去の生活史を代表するものである。つまり，患者は過去の生活史を再構築するわけである。現実の生活でかかわり合っている他者は，実は過去の人物が仮面をかぶっているにすぎない場合が多い。また，演技している自分も神経症的な仮面をかぶっている。治療者という現実を代表する人の参加によって，それが次第に現実的なドラマに変容していく。現実における他者との人間関係は，患者の神経症によって歪曲されない現実的なものとなり，患者は仮面を少しずつ脱いで，本音の自分を出すことができるようになる。

　これらが起こるためには，治療者による解釈，説明，直面化などが必要である。具体的には，治療者は面接中に患者が話す現実生活での体験，過去の体験が，面接室の中での治療者との"here & now"の関係とどう関連しているかを常に考えながら治療を進め，患者の治療者に対する気持ちをタイミングの良い時点で質問したり説明したり解釈したりする。転移のワークスルーは，力動的精神療法ではきわめて重要な作業である。また，患者は過去の体験とは違った現実の治療者との健康な人間関係を体験する。この健康な人間関係を患者が自分の人格に取り入れていくことも重要な治療作業である。

変化をもたらす治療プロセス

　患者がどのような治療プロセスを経て変化していくかについては，昔からいろいろと議論されてきた。大きく分けて2つの議論がなされてきている。1つは，患者の変化は治療者の解釈によって起こるというものであり，もう1つは，患者と治療者との間の関係性とその内在化によって起こるとするものである。これについては，次のような症例を考えてみたい。

症例
　　50歳の不安神経症の女性患者が治療者の洞察志向の表出的精神療法を受けていた。治療中期にさしかかり，治療を始めてから2〜3年が経過していた。ある日，患者が急に不安発作を起こし，たまらなくなって治療者に連絡し，面接を求めた。治療者としては，2つの選択肢があった。

1つは患者の求めに応じてオフィスに行って患者を診察すること，もう1つは次の面接まで待ってもらって，そこでその状況を分析するということであった。

　治療者はこの患者の不安神経症の葛藤についてその週の初めの面接で解釈したので，それによって患者が動揺したと思って，患者の求めに応じてセッションを持つことにした。その臨時セッションによって患者は一応落ち着き，その次の週の面接に戻ってきた。この緊急の面接については，治療終結時において，患者の回復の大きな要因になったことに2人は同意した。治療者は，それは治療者が行った解釈，つまり患者の葛藤についての解釈が大きな要因となったと思ったが，患者は治療者が患者の要請に応じて熱心に心配し，特別にセッションを持ってくれたことが回復を起こした大きな要因だったと言う。

　こういうふうに，患者と治療者とは，治療の要因について違った見解を表現したが，おそらく実際の治療においてはこの両方の因子が関係したと考えられる。洞察と治療的な関係性はお互いに連動しながら患者の病気の治癒，患者の心の変化を誘発していくものと考えられる。

トラウマ治療における技法の修正

　先に述べたように，治療者も人間なので，この治療プロセスでいろんな感情を体験する（逆転移）。患者との転移‐逆転移関係をいかに治療に生かしていくかは，特に人格障害患者の治療においては重要である。

　PTSDなどの心的外傷によって引き起こされた精神障害の精神療法過程で過去の外傷体験が想起された場合，これらの治療には外傷にまつわる感情の表現，カタルシスが大切であるが，それだけで終わると外傷を再体験するだけになってしまい，外傷は再燃，悪化する。各セッションにおいて，感情表現の後，その体験の受け皿となる客観的，知的レヴューが大切である。

　特に，その体験が患者にとってどのような意味があったかを話し合う。つまり，患者の外傷体験を少しずつ患者の人格の中に統合していく作業である。これは患者が外傷体験から立ち直るために必要な過程である。治療者の役割としては，患者が安心して外傷体験を語れるような環境を提供す

ること，そして患者のカタルシスのペースをモニターすること，治療的な時間的枠組みを提供することである。

　セッションの時間的枠組みとしては，だいたい3つに分けられる。はじめの3分の1は外傷体験を想起する時間，次の3分の1はそれにまつわる感情を表現する時間，最後の3分の1はそれをレヴューする時間——そういう枠組みを提供することである。

　転移が問題になるときもあるが，それは患者が外傷体験にアクセスすることへの治療抵抗である場合が多く，普通の洞察志向の精神療法のときのように転移そのものが焦点となることは少ない。過去の外傷体験に起因して起こる解離症状，特に多重人格または解離性同一性障害の例が，最近日本でも報告されるようになった。このような傷を負った患者の精神療法は，基本的には力動的精神療法のオリエンテーションで行われるが，上述したようにある程度，技法の修正が行われる必要がある。

　日常の生活におけるストレスによって引き起こされた精神障害，つまり適応障害の治療における癒しの過程では，過剰なストレス状況から一時離れて心と身体に休養を与えること，また精神療法過程においては治療者から受容，支持，共感，理解という心理的栄養を得ること，それからストレスマネージメントなどが効果的である。過去にシビアな外傷体験を持っていない比較的健康な患者は，短期間のうちにこの状態から回復する。治った後は，ストレスに対するより健康な対応の仕方を身につけることが多いが，これは新しい自我の成長を意味する。

　以上，精神療法の過程で，患者が治っていくために，治療者によって受容され，共感され，理解されることの重要性を強調したが，患者の自己破壊的行動，転移感情の行動化に対しては，治療者は確固とした治療的構造化，直面化をもって臨むことが大切である。患者の無意識の心がそのような明確な枠づけを治療者に望んでいる。このような明確な治療構造の中で，初めて患者は自分の感情を特定し言語化することができるようになり，それが治る過程へとつながっていく。

　精神療法は言葉によるコミュニケーションを主な手段とするが，患者は

しばしば言葉にならない非言語的コミュニケーション，つまり表情，声のトーン，体の動きなどで自分の考えや感情をコミュニケートしていることがある。この非言語的コミュニケーションが，ときに言語的コミュニケーションよりも重要な意味を持っていることがある。治療者も，無意識のうちに言葉の外でいろいろなメッセージを与えている。両者の間のこのような無意識の非言語的コミュニケーションが，患者が治る過程できわめて大切であることを治療者は認識すべきである。治療者は，患者との相互作用を通じていろいろなことを学び，また感情的な体験をする。治療者はそれらを分析し消化していくことによって，精神療法家として，また人間として成長していく。「患者から学ぶ」と言うことがよく言われる所以である。

4. 治療終結

1) 治療終結の目安

　治療が進行して患者の症状が改善または解消されてきたときに，治療終結が課題となることが多い。治療終結の目安としては，第1に，患者が治療の初めに設定した治療目標の達成，第2に，患者の症状の改善または解消，第3に，洞察志向精神療法を行った場合には，症状のもととなった内的葛藤についての洞察と解決，第4に，性格防衛の理解と改善，第5に，他人に対する転移反応の理解，第6に，自己分析能力の発達である。これらのことが認められた場合には，治療終結が近づいていることを意味する。そして，治療終結の決定は，患者から提案される場合もあるし，治療者が指摘する場合もある。

　患者から提案された場合には，治療を終結しようということが患者の防衛である場合もあるので，それをよく吟味し，分析する必要がある。逆に，患者は治療終結を拒んで治療を長引かせようとする場合もある。つまり治療が終結困難になる場合もあるので注意する必要がある。そして，治療者と患者の両者が同意した場合に，治療終結が実践される。日時の決定は具体的にされることが必要である。その日時に向かって治療終結の作業が行われる。

2) 治療終結に伴う現象と不完全な終結

　治療終結に伴い，治療の初めに患者が訴えていた症状が再燃したり，葛

藤，転移が再燃したりする場合もある。また，治療者がいないで自分一人でやっていけるんだろうかという分離不安が起こる場合もある。最も重要なのは，患者の喪失反応である。つまり，治療において最も重要であった治療者と治療活動を失うということに対する喪失反応である。

　いくつかの要因から，不完全な終結がなされることがある。第1に，治療者側の要因として，治療者が引っ越したり，また病気や死亡の場合に，不完全な形で治療が終結されてしまう。また，治療者の逆転移により治療が停滞してしまい，治療が袋小路に入ってしまって終結が望まれる場合もある。

　第2に，患者の側の要因としては，患者の引っ越し，つまり治療者のオフィスから遠いところへ引っ越してしまい，交通が非常に困難になった場合。それと経済的原因，つまり治療費を支払うことが困難になった場合。それから，治療によって誘発された感情に患者が対応することが困難になった場合。患者によっては治療の成功の体験を味わうことが困難な場合もある。つまり陰性治療反応である。

3）治療終結の技法論

　まず，終結に伴う感情を探索し，その表現と言語化を助けることが重要である。終結に伴う感情としては，不安，悲しみ，喪失感，怒りなどがある。感情の探索とその表現と共に大切なのは，これまで患者が体験してきた治療を要約する，つまりレヴューすることである。ことにこの治療体験のうち患者が治療者との間で体験したポジティヴな体験を探索し，それを要約して取り入れることが大切である。治療がどのような流れをもって進んできたか，その流れにおいてどのようなことが患者にとって大切であったかを特定し，それを取り入れることが大切である。一方，この治療で解決されずに残された問題も必ずあるので，それを認識して将来の課題としてそれに対応することも大事である。患者の人生においてまた新しい問題が起こってきたり，対応できなくなったりすることも必ずあるので，その場合に治療を再開するかどうかも，その時点で決めておく必要がある。そ

ういう可能性を考えて，他の治療者の名前を与えることもできる。また治療者自身が患者を受け入れて治療を再開することも可能である。

治療終結のしかたとしては，定期的終結と段階的終結がある。定期的終結というのは，たとえば週１回面接を続けていたら，その頻度をそのままくずさずに最後までその頻度で面接を続けることである。段階的終結というのは，週１回から隔週に１回，月１回というように治療の頻度を減少していくことである。ことに，支持的精神療法では段階的終結の形をとることが多い。洞察志向の精神療法を行った場合には，最後まで定期的規則的に面接を続けることが望ましい。

治療終結にあたっては，治療者の逆転移をたえず吟味することが非常に大切である。治療によって患者との非常に意味のある親密な関係を続けてきたのを終結するというのは，治療者にとっても痛みを伴う体験である。患者の終結作業と同時に治療者もこの終結作業に真剣に直面して，患者と共にワークスルーしていくことは非常に大切なことである。

4) 私自身の治療終結

最後に，私自身がアメリカの精神療法を終結して日本に帰国することを決断したときに，私がかかえていた60人の患者との治療終結を行ったので，その体験について報告し，それを読者と共有したいと思う。

その60人の患者はだいたい３つのグループに分けられた。第１のグループの約20人は，患者の精神療法家である臨床心理士やソーシャルワーカーが彼らの行っている精神療法と共に薬物療法も必要と考えたために私に紹介されてきた患者であった。これらの患者は，私が薬物療法家としてのみの役割しか負っていないことを知っていたが，月に１度30分ほど患者に会って，１カ月間の精神状態をレヴューするという過程を体験して，週１度会う精神療法家による治療プロセスとはまた違った心理的意義があることを見出し，それがプライマリーセラピーとしての精神療法への重要な補足であったことを，治療終結にあたって認識し始めた。薬物と共に私との治療関係の意義について話し合い，その喪失感を表現した患者に，私

は共感した。この現象は，患者の精神療法家にもコミュニケートされた。これらの患者は，他の精神科医に紹介されることによって，治療終結の事態は比較的容易に解決された。

　第2のグループは，慢性の精神障害，ことに双極性障害，大うつ病，非定型精神病，慢性の神経症，または人格障害を持っていた。彼らの症状は一応安定し，日常の生活に差し支えがなかった。しかしときに精神的緊張状態を引き起こし，危機的介入を必要とすることがあった。彼らは月に1度の支持的精神療法と共に薬物療法を受けていた。治療の目標は精神障害の根治ではなく，精神障害を持ちながら如何に社会に適応し，機能していくかということであった。彼らは，私によってインテンシヴではないが長期間にわたって治療を受けてきた患者たちであった。治療終結作業としては，彼らが私の治療において何を成就したかということに焦点が当てられた。当然のこととして，ある程度の感情表現もみられた。それらの感情は，喪失反応によって代表されるものである。それらは不安感，抑うつ，見捨てられ感，拒絶された感情などであったが，それらは私によって受容され，理解され，共感された。怒りの感情に多少ふれた患者もいたが，私が理解を示すと比較的容易に鎮静し，また私もそれを深く追求しなかった。終結作業を行っているときに阪神大震災のニュースが入り，私が日本で地震に遭ったらどうするかと心配してくれたので，私はその配慮を受容し，謝意を表明した。私にとってもアメリカでの精神医療をやめることは，そしてアメリカを離れることは，喪失体験であるということなど，治療者としての人間的感情を共有した。これらの患者は治療の継続を必要としていたので，他の精神科医に早めに紹介し，私がまだ治療を続けている間に少なくとも一度は新しい精神科医を訪れ，治療が滞りなく続けられるように配慮された。

　第3のグループ，残りの3分の1は，週1〜2回の洞察志向の精神療法を受けていたが，これらの患者の治療終結は困難であった。彼らはそれまで少なくとも数年間の治療を受けていたので，インテンシヴな治療終結作業が必要であった。彼らの約半数は，その時点において治療の終結を望み，少なくともしばらくは独りでやってみたいという意志を表明したので，私

もそれに同意した。私からみても，その試みが治療的に妥当であると判断されたからである。あとの半数は，治療の継続が必要であると私が判断し，患者もそれに同意したので，彼らを他の治療者に紹介した。これらの患者は，治療の終結に真剣に取り組み，意義のある治療終結作業を行った。これらの患者の治療終結作業に共通してみられた現象は，彼らが不安，抑うつ，怒りの感情を表現したこと，ことにその終結が自らのプランあるいは意志によるものではなく治療者によって一方的に決定されたことに対する激しい怒りを表現した。これらの強い感情がおさまったところで，これまでの治療体験をレヴューし，ことに治療的に意義のあった過去の治療体験を思い出し，これらの体験を再統合した。また，それと同時に，ある患者には治療者との同一化の現象もみられた。たとえば，ストレスに遭ったとき治療者と一緒にどう対処したかを思い出し，その体験を内在化することができた。彼らは親友から「あなたは Dr. Nakakuki と同じように行動している」と言われ，Dr. Nakakuki Jr. と言われたと表現した。これらは明らかに治療者との同一化の現象である。

　治療者を喪失したあとの活動プランの一つとして，これまでセッションがあったのと同じ時間に日記を書いて自己分析を続けるとか，また，それまでは社会的に引っ込み思案であった患者が治療終結を機会に外に活動を求めるようになり，教会の活動などに出席し始めて，友人を作るようになった。これらの活動は，治療者からの分離 - 個体化の現象を示したものである。彼らが治療で完全に解決し得なかった問題については，今後の課題として自己分析を続けるか，または次の治療者と共にその課題の解決を求めることになった。これらの患者については，私との治療終結に対する彼らの欲求不満と怒りが表現されるよう，私は考慮した。

　治療終結にあたって最も印象的な症例は，私が10年近く治療してきた境界例の患者であった。彼女は治療を始めた時には25歳で，結婚していた。治療を開始してから2～3年間は過量服薬によって自殺企図を行うことが多く，入院することを繰り返していたが，次第に症状が安定して自己破壊的衝動行為がなくなり，言わば神経症的状態を示すようになって，その後数年は週2回のオフィスにおける洞察志向の精神療法を行ってきた。

患者自身，自分も何とか独り立ちできるようになった気がすると言い，治療の回数を週2回から週1回に減らした。その間に，患者は第1の夫との神経症的な結婚生活を解消して離婚し，第2の夫と安定した結婚生活を送っていた。私が治療終結の半年前に1カ月間留守にした時にも，特別の困難を示さず，いわゆる対象恒常性が発展してきていた。しかし，治療者からの治療終結の宣言は相当なショックだったので，しばらく週2回の精神療法に切り替えて終結作業を行った。

ちょうどその頃，阪神大震災のニュースが入り，患者は「先生はそれでも日本に行くのですか。先生の生命が危ないと思う」と執拗に質問し，くってかかり，治療者をコントロールしようとした。そのしつこい質問の意味を探る過程で，地震ということが，この患者にとって象徴的に非常に重要な意味を持っていたことが理解された。つまり，治療終結は彼女の心の地震を意味し，治療者を喪失すると自己が震撼され，断片化し，喪失されるのではないかと心配し，その恐怖を治療者に投影し，そしてそれに同一化したのである。この投影性同一化の防衛は，この患者がよく使っていた心理機制であったが，治療終結を控えてその防衛にまた退行したのであった。しかし，治療者の解釈によって，患者はその意味をすぐに理解し，自分の感情に焦点を当てることができた。そして，治療者を揺るがすような激しい怒りを表現した。つまり自ら地震を引き起こしたのであり，言わば地震と同一化することによって外傷体験を克服しようとしたのである。このような感情表現のあと，患者は，自分は治療者への加害者，つまり地震による破壊者であると共に，治療者による被害者，つまり治療終結による見捨てられという，この治療中に起こった転移を再体験し，この短期間のあいだにワークスルーして治療を終結することができた。彼女は比較的短期間のうちに感情の平衡を取り戻し，自己破壊的な行動もなく，最後の数セッションは自分が治療によって如何に変化したかを語り，治療者に感謝の気持ちを表現した。

このようなインテンシヴな治療終結作業にあたっては，治療者としての私の情緒的反応，または逆転移を検討することが重要であった。過去20年間アメリカの精神医療に没頭し，アメリカの精神科医としての職業的自

己同一性を確立し，一緒に精神医療に携わってきた同僚や地域の人たちと友人関係を作り，また病院のスタッフとのチーム医療を楽しんできた私にとって，自分が決心したことであったとはいえ，患者との治療終結作業は情緒的に非常に大きい反応を私の自己の中に引き起こした。私はそのような内的感情を自己分析するとともに，同僚ことに私の患者を引き取ってくれた親しい同僚にその感情をシェアして精神的サポートを得た。このように，治療者としての感情を整理することによって，治療を終結していく患者の感情に共感することができたのである。それは私にとって喪失反応であったとともに，私がアメリカで体験した個人的，職業的体験の統合の過程でもあった。

第4章
精神療法と文化
―日本的なものと西洋的なもの―

1. 日本文化と精神療法

　日本の文化に根差した精神療法として，森田療法と内観療法がある。いずれも患者を神経症的な自分に「内向き」に対面させ，それを健康な自分に変容させていく。治療者はガイド的な役割をとり，治療者 - 患者関係を直接取り上げるということはしない。力動的精神療法の理論と技法は西洋の文化に根ざしたものであり，それは患者の心の中の葛藤を患者と治療者の間の転移として外在化させ，その感情を言葉によって表現させ，ワークスルーしていくという，いわば「外向き」の治療である。西洋の治療者に森田療法や内観療法の話をすると，絶対臥褥は感覚遮断に近く，症状を悪化させるのではないかとか，森田的作業療法で患者を黙々と作業に従事させるのは患者の感情を抑制する結果となりいずれも反治療的ではないかと批判する。オープンに感情を表現させ，人間関係を通して患者を治療していくという西洋的な考えからすると，彼らにとって森田や内観療法は反治療的に見える。

　これらの治療法は，日本文化という枠組みの中からみて初めてその治療的意義が見出せる。西洋の治療者が見過ごしているのは，治療者の献心的な活動と，患者の治療者への基本的な信頼感である。森田は，患者と一緒に生活して森田的な在り方，あるがままを，身をもって示した。絶対臥褥の間中，治療者は患者の状態を規則的にチェックする。静かな環境における絶対臥褥は，環境からの心理的に有害な刺激からの保護を意味する。患者は「心理的子宮」の中で，心理的安心感を体験する。

　内観療法においては，吉本は，朝から晩まで 15 分から 30 分ごとに患者に会い，内観の仕方を指導した。このような活動を通して患者と治療者の心はふれ合い，患者は治療者と同一化し，また治療者を理想化する。そ

れらは患者と治療者との間の無言の一体感を醸し，患者の自己に備給されていたポジティブなリビドーを活性化し，ネガティブな攻撃欲を中和する。内観療法においては，内的対象関係におけるポジティブな面が活性化する。これは古澤の言う阿闍世コンプレックスを持った阿闍世に対する母の献身的態度に通じるものがある。父を殺し，母にも敵意を持った阿闍世は，自分が病気になったときの母の献心的な看護に動かされ，懺悔心を持って母に感謝するとともに自分の病気からも解放された。古澤は，患者と治療者との間の心理的共生体験は，患者が神経症から治るための重要な治療要因になるとした。この考えは西園によって受け継がれ，彼は患者を病棟という依存的環境において，薬物を使用し患者の口唇的依存欲求をある程度満たした状況の中で精神分析療法を行った。そして看護師の母親的なかかわりという治療的枠組みの中で父親的役割をとることができた。

　古澤の日本の神経症患者についての阿闍世理論（口唇期葛藤理論）は，土居の甘え理論と共通するところがある。土居によると，子どもの心が健康に発達するためには子どもが母親に甘えるという体験が必要である。幼児期におけるこの甘えの体験の乏しさが，神経症の根となる。土居の甘え理論は，彼が指摘するように，精神分析の対象関係論と共通するところがあり，ここに日本の甘え理論と西洋の精神分析理論との接点がみられる。

　ここで，日本の神経症患者を治療するにあたって注意したいことは，すべての患者を甘え理論で理解し，患者の甘えの欲求不満を満たしてやれば病気はよくなるという考えの危険性である。各患者の病気の裏に在る精神力動はそれぞれ異なっており，それを理解して治療にあたることが大切である。ある家庭内暴力児の父親をカウンセリングした治療者は，父親に対して子どもの要求をすべて満たすよう，暴力を受け止めるよう，言わばその子どもを徹底的に甘えさせるよう指示した。彼の暴力はエスカレートし，彼は衝動的に犯罪行為に及んだ。この子どもの場合，少なくとも治療初期にはこういう攻撃欲の病理，その衝動性，原始性に注目し，それに治療的に対応すべきであった。神経症の治療で，甘えの欲求や欲求不満は，治療的に共感されるべきものであって行動化させるべきものではない。森田や内観療法では，厳しい治療構造の中で甘えや自己愛のニーズは無意識には

満たされるが，そこでは甘えの行動化は許されない。

　従来の日本文化を理解するために，甘え理論と共に「甘え」の対立概念である「渋み」の概念が重要であることを私は提唱してきた（Nakakuki, M. 1984）。甘える人格とともに渋みのある人格ということが昔から言われている。それは，九鬼（1930）が言うように，甘えのような開放的人間関係を持たず閉鎖的で自分の心の内に向かった厳しい躾を持っている。それは勤勉，辛抱，我慢，謙遜，他人への配慮，遠慮など，従来の伝統的な日本文化において美徳とされていたものである。これはわびさびなどの文化的特徴ともつながりがある。これを私は「健康なマゾヒズム」と呼んだ（Nakakuki, M. 1994）。力動的には，これは攻撃欲の内的な昇華によるものである。

2. 超文化的精神療法

　日本の社会は集団志向性のため，個人の集団における自己主張のニーズや他人に対する攻撃欲が抑圧され，それらは人間関係でなく仕事に没頭するというワーカホリック的なハードワークで外向きに発散される。あるいは心の内に向かって昇華される。内向した攻撃欲は，健康な人では自己表象に備給されているリビドーによって中和され，自分の人格の中に統合されていく。それが健康的に昇華されない時に病的マゾヒズムが起きる。あるいは，神経症症状として心気症，強迫神経症，対人恐怖症などが引き起こされる。

　日本の文化や価値観は，戦後ずいぶんと変わってきた。若い世代の人たちは，渋み，わびさびなどの心理を理解することは難しいと思う。彼らは他人への配慮というよりは自己の表現を重視する。しかし，攻撃欲の昇華が未熟で人格に統合されていないため，それは自分から「キレ」て独走し，衝動的に他人を傷つけ，いじめ，時に人を殺す。対人恐怖症，加害恐怖症の時代から，対人加害症の時代に入りつつある。いずれも攻撃欲の原始性，攻撃欲に対する防衛の未熟性を示している。

　私は，日本文化のマゾヒズム理論に基づいて，アメリカでマゾヒズムの病理を持った患者を力動精神療法的に治療した。そして，病的なマゾヒズムが健康なマゾヒズムに変容していく治療過程を報告した。これは日本の文化の理解に基づいてアメリカの患者を治療した超文化的精神療法（Transcultural Psychotherapy）と言ってよいであろう。最近アメリカで注目を浴びているのは，いわゆる嗜癖的行動である。嗜癖と言ってもその対象がアルコールや薬物だけでなく，食物，愛情，性，病的共依存関係まで含められるようになり，精神医療の中でその治療が重要になってきてい

る。それらの治療プログラムには，たいていAAのプログラムが組み込まれている。AAの治療プログラムが嗜癖症の治療に最も治療的であることが，統計的に実証されたからである。AAの12ステップでは，患者が人間の無力性を認め，神に救いを求め，自分の悪かったところを認めて他人に償いの行動をする。そして，患者同士が一生助け合うという原則を理解し，実践する。これは病的な自己破壊的行動（一種の病的マゾヒズム）を健康なマゾヒズムへと変容することと解釈することもできる。これは，森田療法における，神経症症状と闘うのをやめ，闘う自分の無力性を認め，あるがままの自分に徹するという考え，内観療法における「自分は他人にずいぶん悪いことをした，その償いをする」という考えに相通ずるものがある。

　日本の社会がマゾヒスティックであるのに対して，アメリカの社会はナルシシスティックであると言われる。人間のメンタルヘルスを保つためには両者のバランス，健康なナルシシズム（自尊心，自信，野心，健康な自己主張）と健康なマゾヒズム（謙遜，建設的な自己批判，健康な自己規制，利他主義）のバランスが必要である。また，人間関係においては，相互依存（健康な甘え）の枠組みの中での個の独立が求められる時代となっている。それは，現在の世界の経済状況が各国の相互依存によって発展していくことと歩調を合わせている。以上のような意味から，東洋と西洋の文化それぞれの文化に根ざした精神療法は，急速なグローバリゼーションと相まって世界的に融合されていくであろう。

3. 日本人患者の再検討——対人恐怖症

　対人恐怖症は日本人に馴染みの深い神経症であり，森田が既に1932年にそれに対する森田療法による治療を報告している。対人恐怖症は日本の文化に特異的な神経症とされ，西洋の文献にこれについての臨床的な研究，特に比較文化的研究，分析的研究は報告されていない。山村は，この神経症に関して精神分析的治療を行い，対人恐怖症に関する精神分析理論を提示した。私が日本で精神科医になりたての頃は，対人恐怖症は頻繁に見られたが，ここ10～20年はほとんど見られなくなった。これは日本の文化の現代的な変化と関係があると思う。この神経症症状は，たとえばうつ病とか解離症などに変容しているのであろう。

　ここに報告する対人恐怖症の症例は，私が1970年代に治療した患者であり，それを最近の精神分析的視点から再検討したものである。

　この患者は，視線恐怖を主訴として治療を受けに来た。初診したときの患者Ａは29歳の男性で，結婚しており，大企業の係長をしていた。私が治療を始めた2年ほど前から視線恐怖の症状が始まっている。そして，1年くらい前から会社を病欠していろいろな治療者から治療を受けてきた。すなわち，自由連想による外来精神分析療法，森田療法などをいろいろと試みてきたが，よくならなかったと言う。私のところに紹介されてきたときには，主として薬物療法と支持的精神療法を行う精神科医の治療を受けていた。

　私がこの患者を初診した後，週2回の精神療法を勧めたところ，患者はそれに同意した。治療は週2回，毎回50分ずつ行われた。それは力動的な洞察志向の精神療法であった。週2回2年間の治療の後，週1回で1年間治療が行われて，治療は終結した。この患者の生育史を聞いてみると，両

親の2人同胞の長男として生まれ，下に妹がいる。彼の母親は，Aの心理的身体的ニーズ，特に依存欲求，自己愛ニーズに敏感で，彼の手足となって育児に没頭したようである。つまり，母親は彼のいわば自己対象となって彼の育児に尽くしたようである。しかし，このような保護の反面，他人の前での行儀作法を厳しくしつけたのである。つまり，他人の前で無礼なことや無作法なことをすると他人から嘲笑されたり拒絶されたりするということを常々教えてきた。これは他人の前で彼を心理的に束縛することになり，公の場面での彼の感情，ことに怒りの感情を抑圧する結果となった。

また，母親の過保護のために，彼は子どもとしての適度の欲求不満 (optimal frustration) を体験することが少なく，そのために怒りの感情を体験したり発散したりする機会が少なかった。したがって，彼の怒りの感情は未発達にとどまり，彼の自我の中にしっかりと統合されないまま彼は成長していった。父親は仕事に忙しく，心理的にも物理的にも不在であることが多かったと言う。父親の不在のために，母親は患者との母子関係の中に満足を求めようとしたようである。彼女の育児は彼女自身のニーズを満たすという多分に神経症的意向によって色づけられており，子どもとの共生関係が長引くことになり，子どもの分離-個体化ニーズを無視する結果となった。

彼は母の勧めで見合い結婚をしたが，母の意向で両親と同居していた。Aは子どもとして母親を独占することができたため，父親とのエディプス的な対決の機会が少なく，父親をモデルとして同一化するという機会にも恵まれず，男性として不安定な自己感を持ったまま成長していったのである。

精神療法において，私は患者Aの訴えを共感的に聞き，共感的態度をもって接したところ，比較的短期間のうちに治療関係が確立され，熱心に治療に通ってきた。転移としては理想化転移と鏡転移が初期に出没するのが認められた。患者の言葉によると，「先生と私の心の波長が合うと症状が消失します」と言うようになった。これは鏡転移の一種と考えられ，治療者の共感的態度が患者の自己愛ニーズを満たし（自己-対象転移の安定化）ために，彼は母親との共生関係を再体験したと理解され，一時的に患者

の自己愛の傷つきを癒したものと理解できる。このような経過をたどって患者の症状は次第に安定し，ことに身近な家族や治療者と一緒に居る限り，症状の程度とその出現の頻度が少なくなってきた。ただ，親戚の人や友人と会ったりすると症状がひどくなった。症状が悪化したときの誘因を繰り返し検討し，症状を引き起こした事件，それによって誘発された患者の感情，ことに自己愛の傷つきや怒りをワークスルーすることが主題となっていった。また，治療関係の中で理想化転移や鏡転移が不安定となったときに症状が悪化することが認められ，私がそれを患者に繰り返し指摘することによって，患者は症状と感情との間の関係を理解しうるようになった。

　そのような治療経過をたどって，患者が初めて症状を起こしたときの誘因が明らかになってきた。職場において自分が前の係長と部下との間の中間管理職として働いていたときは，係長を理想化してその指示を仰ぎ，また部下には係長の意図を伝えて仕事に励んでもらうように激励し，しばしば仕事の帰りに居酒屋に寄ったりして部下をねぎらった。このようにして，彼は職場の中で自己愛的一体感を作っていったのである。これは子どもの頃に体験した母親との一体感の再体験であり，それが彼を成功に導いた。係長のもとで，彼は一生懸命働き，係の成績の改善に貢献し，その功績が認められて彼は係長に昇進した。

　その頃，朝礼で職員に定例の説教をしていたときに，若い女性職員に嘲笑されたように思えた。それ以来，自分の係長としての行動に自信をなくし，権威的な態度が一変し，弱気な態度になり，人に気を使うようになった。それと同時に，視線恐怖の症状が起こってきたのである。彼はこれを職場での「失敗」の体験とみているが，職員が彼を嘲笑したというのが現実かどうかは分からず，彼の想像である可能性が高い。つまり，この事件が起こる前に，彼はすでに新しい係長としての地位に不安を感じていたことを指摘するデータを提供している。彼は，係長になったとたんに理想化の対象であった前の係長を失い，自分の係のリーダーシップをとることに不安を感じるようになった。また結婚したあとは，部下を仕事のあとでねぎらうという機会が少なくなり，外的に職場での一体感を失うという結果となった。また内的には，理想化された自己と現実の自己とのずれを感じ

るようになった。

　彼がこのように意識的無意識的に不安定な状況にあったときに現実の「事件」が発生したのであり，彼としてはこれはあくまで失敗の体験であり，彼の自己愛が傷つけられたのである。この結果，彼の心の中に起こったであろう恥の感情や自己愛的な怒りの感情が抑圧され，これらの感情が症状となって表現されたと解釈できる。怒りを他人に対し表現するということは他人に対し無礼で無作法であるという母親のしつけ（その取り入れとしての超自我）があったために，彼はこれに従って無意識の内に怒りを抑圧したのである。そして彼の自己愛的な怒りと超自我との妥協として，視線恐怖という症状が起こってきたと解釈できる。患者は非言語的に視線を通して怒りを表現し，そしてそれと同時に怒りを象徴する視線を恐れるようになった。患者は自分の視線が相手を傷つける，あるいは迷惑をかけることを恐れていた。

　治療が進み，症状が良くなってきた頃，彼はひとつの夢を報告した。夢の中で，彼は自分を嘲笑した職員に暴力を振るって自分の怒りを発散した。このようにして，彼は自己愛障害の結果起こった自己愛的な怒りを意識できるようになった。また，治療者と感情の合わないとき，また２人の間に意見のずれを感じたとき，症状を引き起こす代わりにその欲求不満と怒りをオープンに表現できるようになった。このような体験を繰り返すことによって，新しい健康的な自己を人格の中に築いていくことができた。同時に，症状も次第に快方に向かい，漸次職場に復帰できるようになった。

　この復帰の過程は，彼にとって治療者からの分離・個体化の過程でもあり，それはそれまで未解決であった係長からの分離・個体化にまつわる感情のワークスルーをする機会にもなった。あるいは，これらに伴う複雑な感情（不安，自己愛的傷つき，怒りの感情など）を整理し，ワークスルーすることができた。このような経験を通して，患者の自己はより自律性と独立性を持つようになり，絶えず自己対象を求めて外的に自己愛的一体感を求める神経症的ニーズを解消していった。彼の「外」の自分は，仕事に一生懸命没頭する父親との同一化と，上司に従って一生懸命働くようしつけた母親によって形成されたものであり，それは構造化された当時の縦

の人間関係，日本の社会において，よく機能していた。彼の「内」の自分は，受け身的自己愛の自分であり，自分の自己愛的ニーズや甘えのニーズは，家で母親によって満たされていた。このように，「内」の自分と「外」の自分とは分裂されていたのであり，「外」の自分は係長になってからの複雑な人間関係を処理することができなくなっていた。また「内」の自分も，傷つきや怒りを病的に抑圧するようになり，母親からの表面的な甘えの充足や慰めでは解決できなくなっていたのである。

　私との治療関係において，表転移と裏転移が起こり，それぞれが特定され，解釈された。随所に秘められていた攻撃欲は，治療者に対する怒りの表現や健康な自己主張によって，患者の自己の中に統合されていった。また，抑圧されていた受け身的な自己愛が賦活され，患者の自尊心，自信が育まれ，自己を慰めることができるようになった。それと連動して，受け身的な甘えは必要に応じて他人に助けを求める健康な甘えに変容していった。このような治療プロセスを通して，分裂されていた表と裏の自分は次第に統合されていった。

　対人恐怖症の治療では，対人関係についての矯正的体験の要素が含まれていることが必要であり，自由連想と解釈のみ用いる古典的精神分析では，よい治療効果を上げられない例が多い。対人恐怖症に対するこのような治療的アプローチを，私はアレキサンダー（Alexander, F.）の言う修正感情体験にならって矯正的対人関係体験と呼んだ。

　それでは，このような患者はどうして目に症状が現れるのであろうか。コーデルの研究によると，アメリカの母親は乳児の世話をするときに目を見つめながら乳児に話しかけることが多いと言う。それと対照的に，日本の母親はあまり話しかけずに見つめることが多いために，目を通してのコミュニケーションの意味が非常に重要になってくる。乳児は母親の視線を通して母親の賞賛，喜びの感情と共に，母親の欲求不満，怒り，悲しみの感情をも読みとるのであろう。コーデルの同じ研究によると，アメリカの母親は乳児が声を出して活発であることを期待するが，日本の母親は乳児が静かで満足している状態を好む。これは両文化におけるコミュニケーション・パターンの原型となっている。日本の社会では非言語的コミュニケ

ーションに対してより敏感であり，またそれを意識的に用いる。非言語的コミュニケーションの中でも目を用いてのコミュニケーションは，日本の社会ではことに重要な意味を持つ。日本の諺にも，「目は口ほどにものを言う」というのがあるほどである。視線恐怖の患者は目を通して原始的な自己愛的な怒りを表現しているのであり，そのために他人が自分をどう思っているのであろうかという恐怖心を持つようになる。それがさらに病的になると，怒りが他人に投影されるようになり，関係念慮や被害妄想を持つようになる。

　症例Ａの視線恐怖の裏に在るもうひとつの無意識の動機は，自己愛的な「覗き見」である。治療者との関係の中で，患者は治療者を理想化すると同時に，治療者が患者についてどう思っているかを絶えず気にして治療者の心の中を覗き見しようとしたのである。もっと深い無意識の心理には，治療者の性器を覗き込んでそれを理想化し，同一化しようという動機があったと解釈できる。それと同時に，自分が治療者から覗き見されて賞賛されたいという無意識の顕示欲が隠されていたということができる。彼の視線恐怖症の裏には，このような無意識の力動に基づいた「見ること」と「見られること」についての不安があったのである。

　視線恐怖という神経症は日本に圧倒的に多いが，コフートによると米国にもこのような例は確かに存在すると言う。彼の著書の中に挙げられているMr. Eは，彼の視線が治療者に迷惑をかけるのではないかと心配して治療者を見ることができなかった。Mr. Eは，乳幼児のときに母親からのケア，身体的接触がほとんどなく，共感欠乏の育児環境であった。Mr. Eの視線恐怖は，母親，治療者と一体になろうという無意識の不安に根差している。視線は母親に抱かれたいという彼の欲求を象徴するとコフートは言う。一方，症例Ａの場合は，母親の過保護，共感過剰が背景に在り，母親と一体になろうという欲求はすでに満たされている。Ａの視線恐怖は，自己愛の傷つきによって起こった無意識の怒りについての不安に根差している。視線恐怖という同じ症状であっても，その裏にある精神力動は各個人により，また各文化の育児状況により，かなり異なったものであることを指摘したい。

4. 21世紀に向けての精神療法

　日本という小さい国で，同一の言語を持ち均質的な文化を持っていると思われる社会でも，年代や性の違いにより価値感が著しく異なってきている。つまり，「同文化」の国の中に「異文化」が共存しているのが現状である。したがって，日本の精神療法は異文化間精神療法の要素を呈してきているのが現状ではなかろうか。そうすると日本人同士の相互理解にも言葉によるコミュニケーションがきわめて大切となる。ことに，心の病を持った人たちとの言葉によるコミュニケーションを主な治療手段とする精神療法は，21世紀に向かってますます重要性を増すであろう。

　精神療法の技法自体がますます多様化してきている。アメリカでは100以上の精神療法の学派があると言われている。21世紀にはいろいろな精神療法の理論と技法を使い分け，また統合し，治療を能率化していくことが重要視されていくと思う。それは年々増加する医療費の削減に貢献する。薬物療法は21世紀の精神医療でますます重要になるであろう。しかし，薬物だけで精神障害が治るわけではなく，精神療法との併用が必要であることは，すでにアメリカで実証されている。したがって，精神科医は，薬物療法と精神療法を統合させた形で治療を行うか，または臨床心理士とのチームワークが必要となる。これに関連して21世紀の精神療法家は，オフィスの中だけでの精神療法活動にとどまらず，病院，デイケア，学校，企業，地域の中でのチームワークという枠組みの中で精神療法を行うことが多くなると思う。患者とチームとのかかわりを考慮に入れずに"there & then"についての精神療法を行ったり，また個人精神療法の方針に基づいてチームにかかわり方をオーダーするという縦の関係は，治療として生産的ではない。むしろ，チームワークの中で起こっている"here &

now"での現象を資源のひとつとして精神療法活動に統合していくことが要請される。患者とのコミュニケーションだけでなく，他の職種の人たちとのコミュニケーションがこれからますます重要になってくるであろう。

　現在，学校の子どもたちにとって保健室が心の癒しの場になっているように，21世紀には精神療法家のオフィスが地域の人，企業の人，家族にとって心の癒しの場になるであろう。ストレス解消の場であり，メンタルヘルスについての心理教育の場であり，また専門的な精神療法を受ける場でもある。心の風邪をひいた人たちがすぐに駆けつけられるような，地域の人たちにとってアクセスしやすい場になることが望ましい。そこは，精神疾患を治療する場であるとともに，それを予防する場にもなるであろう。理想的には，精神療法のオフィスが地域にとってすでに失われつつある心の絆の原点となるのが望ましい。

付録

症　例

1. 1980年代にアメリカで行った境界例の入院治療——力動的チーム医療

　患者は30歳の白人女性，既婚で，看護師として働いている。子どもはいない。主訴は，慢性の抑うつ，自殺念慮，自殺企図の繰り返しであった。

　まずアメリカにおける精神科の入院治療について簡単に記載しておくと，アメリカの精神病院では，勤務医がいない。当直医もいない。地域で開業している精神科医が患者の主治医となって病院の治療チームと共同して患者の治療にあたる。精神科医は，病院に訪問して患者を診察し，チームと話し合って患者の治療を続ける。

生活歴，病歴
　患者は5人兄弟の第4子として，両親から望まれずに生まれた子どもである。母親は慢性のうつを患い，患者をネグレクトした。そのうえ，精神的，身体的暴力を与えた。父親は受け身的な人で，母親が子どもに暴力的であったことを知っていたが，介入しなかった。5歳のとき，弟が生まれたが，ダウン症だったため，母親のうつが増悪した。患者が13歳のとき，スクールバスの事故に遭い，全身打撲，多発骨折のため入院したが，母親は見舞に来なかった。17歳のとき，高校卒業後，姉の家に遊びに行き，一泊し，そこで義理の兄により性的に誘惑され，妊娠した。そのことを姉が発見した後，姉は夫と離婚した。これはこの患者の問題として全家族から非難され，患者は家族から勘当された。患者は独りでニューヨークに行って人工流産をした。

　18歳のとき，患者はうつ状態になり，薬物を乱用し，摂食障害を発症して過食と拒食を繰り返し，ついに自殺を企図して精神科に入院した。そ

して，1カ月間治療を受けた。退院した後，現在の夫と知り合い，結婚した。結婚生活は非常に不安定で，2人ともそれぞれ不倫関係を持ったが，共依存的な関係で結婚生活は維持された。23歳から26歳の間，看護学校に通学し，卒業した。26歳から28歳まで，病院で看護師として働き，有能な看護師として評価された。しかし慢性に抑うつ気分を体験し，自殺念慮を持ちながら働いていた。

　28歳の時，精神科医を訪れ，Dr. Gの治療（精神療法と薬物療法の併用）を外来で始めた。その後，自殺企図を繰り返し，M病院への入退院を繰り返した。この病院に入院中，Dr. Gの夏期休暇があり，Dr. RがDr. Gの代わりに一時的にこの患者の治療にあたった。患者はDr. RのほうがDr. Gよりも相性が良いと感じ，Dr. Gが休暇から戻ったときに，主治医の交代を要請した。3人の話し合いでその要請が受け入れられ，その後Dr. Rが主治医となって患者を治療した。主治医の交代にもかかわらず患者のうつは改善せず，執拗な自殺念慮が続いたため，ECTが試みられた。それで一時的にうつ症状は改善し，退院できたが，数日の後，ふたたび重篤な自殺企図があり，即日B病院に入院となった。

　患者がB病院に入院した後，Dr. Rは，患者に対する自分の逆転移を吟味し，自分が患者の主治医として治療を続けることが患者の治療の障害になるという結論に達し，それを患者に伝え，他に主治医を探すように促した。突然Dr. Rから見捨てを宣言された患者は，極度の不安に陥った。主治医の可能性を持った3人の精神科医が彼女を面接したが，いずれも彼女の極度の敵意を感じ，治療を引き受けられないと言って引き下がった。主治医なしの状況に困惑したDr. Rは，私に直接連絡し，私がこの患者の主治医になって治療する可能性を考慮してほしいと要請してきた。私を選んだのは，病院の治療スタッフの推薦であったと言う。私は，私が治療できるかどうか分からないが一応患者を面接してみることにし，その結果，患者と私が相互に評価することにした。その面接で，私は彼女の感情に共感することができ，治療可能な境界例であると判断した。患者も私に対して好感を持ち，私が主治医になることを希望した。この主治医交代が1985年5月にあった。

Dr. R との治療終結作業

　私が主治医となって最初にしたことは，この患者と治療チームとでミーティングを持ち，その時点での彼女の治療目標を設定することであった。私は彼女と治療同盟を築くことに専心したが，それと同時に，彼女には Dr. R との治療終結作業をするという緊急の治療課題があった。そのために Dr. R との 3 回の面接が予定された。

　彼女は，私とのセッションで，Dr. R を失うことがいかに苦しいことか，自分の一部を失うようであると述べ，せっかく Dr. R との間に絆ができたのにそれを断たれるのは自分にとってトラウマの体験であるということと，裏切られた感情を体験し，強い怒りを表現することができた。しかし，自殺念慮，脱院念慮が強かったので，スタッフによる共感を伴った監視が必要であった。それでも危険と判断されたときには保護室が使用された。この治療作業が患者にとってきわめて重要であるということを，患者をはじめ治療者全員が共有した。それは，患者が被った過去の見捨てられ体験の再体験となったからである。

　このような準備作業があったにもかかわらず，Dr. R との実際の面接は，患者にとってきわめて困難であった。面接中，彼女は Dr. R に対して強い怒りを感じ，Dr. R を殴りたいという衝動を持ち，その行動化をコントロールするのが大変だったと言う。このような苦しい治療作業の必要性についての知的理解を一方で持ちながら，片方で内的にもり上がってくる強烈な感情にはさまれて，彼女は「はまってしまった，うごけなくなってしまった（trapped and immobilized）」と自分の感情を表現し，このような苦しい治療状況を設定した主治医の私に対しても怒りを表現した。私は共感を持って患者の感情を受容した。

　1985 年 6 月の 1 カ月間は，この終結作業に全力が注がれた。病棟という治療構造，治療スタッフの共感と支持，治療的な枠組み，私の面接での感情の言語化などの援助により，彼女はこの大きな危機を乗り越えることができた。この終結作業を通じて，彼女は Dr. R との関係性におけるポジティヴな面を内在化することができた。それまでのきわめてネガティヴな

自己イメージ，対象イメージの改善の兆候が見られた。過去に危機状況で自殺企図を図った彼女としては，これは大きな達成を意味したのである。

次なる治療目標の設定と治療の開始

この終結作業の一応のけじめがみられたところで，次の治療目標として設定されたのが，彼女が反復する自殺企図の誘発因子を特定し，それに伴う感情をワークスルーすることであった。特に，今回の入院の誘発因子を吟味することから，それは始められた。それを探究するうちに，誘発因子の一つは夫との神経症的な夫婦関係であることが明らかになった。その関係は，互いに「攻撃的で依存的」な共依存の関係にあった。その関係の中で互いに意識的，無意識的に傷つけあうことが多く，それらが彼女の自殺企図の誘因になることが多いということが病棟のソーシャルワーカーのアセスメントで明らかになった。

退院後，夫との生活を再開することになるので，結婚関係を安定させることが次の治療目標となり，ソーシャルワーカーが夫婦療法を開始した。結婚生活の外でも，対象関係において拒絶や見捨てられを感じたときには幼少時期の外傷体験が賦活され，ひどいうつを反復体験していることが明らかになった。患者の感情は，原始的な形で心の奥深く抑圧され，彼女は感情をごまかし（fake）たり，分裂し（split off）たりして日常生活を送っていた。こういう感情状態の患者の治療が適応となる精神療法（ゲシュタルト・セラピー）を専門とするMr. Kのコンサルテーションを受けたところ，それが彼女にも適応となることがわかり，Mr. Kにその治療を担当してもらうことになった。

Mr. Kのセラピーセッションのなかで彼女の感情が賦活され，それを私との面接の中でレヴューするという併用療法は，きわめて効果的であった。彼女の感情が次第に賦活され，それに対する自我の防衛も変容の兆しを示した。それまで心の奥深くに抑圧されていた感情にアクセスできるようになり（de-repression），自分の身体感覚をより明確に感じられるようになった。このような変化に伴って，彼女の中に抑圧されていた"nurture"されたい気持ち，つまり，心を養育されたい，慰められたい，甘えたいと

いう欲求を感じるようになった。これは今までに体験したことのない新しい欲求なので，不安を感じ，一時的にそれから退行するということが起こり，進歩と退行のサイクルを繰り返した。

スタッフへの転移

　1985年9月に，病棟において他の患者の自殺事件があり，患者はそれに対して激しく反応した。自分が親しくしていた患者が自殺したことについての罪悪感，責任感を持ち，患者はモーニングワークを行った。患者は，病棟スタッフに対し不信感，陰性感情を持った。そしてスタッフから距離を持つようになり（detachment），自分の治療は大丈夫かという不安を持つようになった。病棟の混乱状態が続き，これは自分の幼少時期の家庭の混乱状態（dysfunctional state）を思い出させた。自分の父がそれに介入しなかったことについての怒りを表現し，私が混乱している病棟に介入しないことへの怒りを表現した。これは父親転移のワークスルーであった。このような治療作業を通じて，彼女は病棟スタッフに再接近し（re-attachment），それと同時にMr. Kへの激しい転移（愛と憎悪）を体験し，そのワークスルーを始めた。私が10月に予定していた休暇についての感情を彼女は表現し，重要な対象（Mr. K，私，病棟スタッフ）からの週末の分離についての感情の表現とワークスルーが行われた。つまり，重要な対象への愛着と脱愛着が繰り返し体験され，感情がワークスルーされた。それらの体験の繰り返しを通じて，それらの対象を内在化することができた。そして，彼女の心の中に対象恒常性の発達が認められるようになった。

　1985年12月，病院から病棟の改革プランが発表された。患者がいたユニットAのスタッフが全員，ユニットCに移り，ユニットCのスタッフが全員ユニットAに移るという病棟の入れ替わりのプランが発表された。安定した治療関係を保ってきたA病棟のスタッフからの見捨てられを再体験し，患者のうつ症状は悪化した。そうして自殺念慮と他殺念慮の繰り返しのサイクルがみられた。

　1986年の1月。1月はこの患者にとって過去のいろいろな外傷を体験した月であった。つまり"anniversary"の月であった。彼女は，毎年1月

に自殺企図をして入院することが多かった。外傷体験としては16歳のときの義兄からの性的接近，妊娠，彼からの見捨てられ，人工流産，全家族からの勘当，父と兄の死，親友の自殺などがあった。彼女の入院治療において，この時期は極めて重要であった。

三角形の洞察

この時点における彼女の力動を，現実，過去の体験，転移——この3つの点から検討したいと思う。これはメニンガー（Menninger, K. 1958）のいわゆる三角形の洞察という視点からの考察である。

現実においては，病棟においてA病棟スタッフによる見捨てられを体験し，転移においては激しい感情，つまり私を殺したいという激しい怒りと，それと同時に私に殺されるのではないかという被害的な気持ちが発展した。この転移現象をさらに追及すると，これは彼女の3年前の人工流産の体験と関係していることがわかった。つまり，自分が人工流産したとき，自分が胎児を殺したという殺人者の気持ちになったこと。それと同時に，自分が自分の胎児と同一化して自分が殺されたという被害者の気持ちも体験した。つまり，殺人者という加害者のアイデンティティと，殺されるという被害者のアイデンティティという二重のアイデンティティを体験し，それらが転移として私との治療関係の中で演じられたことが分かった。

彼女は，これらを幼少時の過去の体験に結びつけることができた。彼女は小さいときから，いつも母親から見捨てられるのではないかという不安，つまり見捨てられ抑うつを体験していた。それに身体的に虐待されたという体験があり，自分の健康な攻撃性がすっかり抑圧されてしまい，それが内向して，他人からのささやかな拒絶体験などをきっかけとして自殺企図を繰り返していた。こうして彼女の自己は，非常に傷つきやすい被害的自己の特徴を持っていた。また，彼女が私に対して激しい怒りを表現したときは，自分が子どもの時に目撃した怒りに満ちた母親になったような気がした——と言ったことから，加害的な母親を自分の中に取り入れていたことが明らかになった。

こうして，彼女の自己は，被害的な自己と加害的な自己という対極的な

二重構造によって特徴づけられていることがわかった。彼女は，治療者との転移関係の中に起こった怒りの感情，傷つきの感情をワークスルーした。また，一貫した治療構造と治療者の共感を内在化することによって，加害的な自己に備給されていた攻撃性が鎮静され，それが自己主張という健康な形で表現されるようになり，彼女の自己破壊的な行動は建設的な行動に変わっていった。病院内でも，ネガティヴなリーダーとしてスタッフと対決していたのが，次第にポジティヴなリーダーとして建設的に治療活動に参加するようになった。また，被害的な自己に備給されていた傷つきの気持ちは癒され，それは内的な痛みに対する耐容性と他者に対する共感性を高めた。

退院計画

1986年2月3月，A病棟のチームとの終結作業を完結した後，C病棟のチームが転入し，初めは2つのチームを良いチームと悪いチームとに分裂していたが，次第にチームCとも治療同盟を確立していった。この頃，私が3月に予定していた休暇についての不安を患者は表現し，治療状況に対する絶望的な感情を表現し，それに伴い，この病院を退院して別の病院に移りたいという転院の可能性を模索した。そして，デンバーに比較的近いメニンガー病院への転院を真剣に考え出し，メニンガー病院のスタッフとコンタクトし，具体的に転院を追求し始めた。しかし，私の休暇直前にそのプランをキャンセルし，それが自分の自己破壊的行動パターンであることを認識した。つまり，それは私が休暇によって留守になることに対する怒りの表現であることを認識するようになった。その後，Mr. Kの治療も終結され，それに伴ってMr. Kとの終結作業が行われた。その頃，彼女の実家の家族との関係も改善され，実家へ訪問するようになった。

その後，退院計画が始められた。夫との生活を再開するためにアパート探しが始められ，また退院した後の仕事として看護師としての仕事を続けることは非常に負担が大きいということを自覚するようになり，看護師よりは医療技師のキャリアを選択するようになり，その学校に病院から通学するようになった。退院を前にして，病院からの分離‐個体化に伴う感情

がワークスルーされた。退院した後の外来治療のフォローのプランも検討された。このようにして1987年2月7日に彼女は退院した。

要　約

　ここで，入院治療中に起こった彼女の進歩を要約したいと思う。

　まず，自我の防衛であるが，治療前は，患者の感情は抑圧され，否認されていた。そして感情の偽り(fake)があり，自己破壊的感情の衝動的行動化があった。そして防衛としては，分裂，投影性同一化，反動形成がみられた。治療後は，感情の防衛は抑圧ではなく禁圧（suppression）に変わり，感情へのアクセスが容易になった。感情は抑圧されるのではなくてコンテインされ，感情を言語化することができるようになった。攻撃欲は昇華され，知性化が行われ，ユーモアの防衛もみられた。

　第2に，患者の自己イメージ，対象イメージの変化についてであるが，治療前は患者の人格の中に相反する要因が共存していた。つまり，加害者と被害者のアイデンティティ，つまり殺人的アイデンティティと自殺的なアイデンティティ，愛情と憎悪，過食と拒食である。治療後は，複数のアイデンティティが統合され，自己イメージが改善され，ケアしてくれた対象が内在化され，過去の重要な対象とのポジティヴな体験が容易に想起されるようになった。そして，対象恒常性が確立された。

　対象関係の変化としては，治療前は，対象との神経症的な融合と攻撃的な距離というスタンスを繰り返していた。また，対象関係が非常に分裂的であった（良い対象と悪い対象）。治療後は，自他境界が確立され，より客観的になり，共感的で対象に対する両価性に耐容することができるようになった。そして，治療前の自己愛的なスタンスを超越して利他的なスタンスをとることができるようになった。

　最後に，このような治療を行うに当たっての私の治療者としての役割を述べたいと思う。私は，治療チームにおいて，長い航海における舵取り（navigator）の役割を果たしたと思う。また，治療においてはいろいろな職種の人が音楽を奏でる心理的なオーケストラの指揮者の役割を演じたと思う。個人精神療法においては，私は転移の対象となり，また現実的な対

象も演じた。また，心理教育者として，彼女の治療においてどういうことが起こっているかをその都度説明した。具体的には，彼女に確固とした治療環境を提供し，言行を感情に結びつける援助をした。感情の言語化により行動化を予防し，そして一貫した共感のスタンスを維持した。

　現在，アメリカの精神医療ではこのような長期の入院治療は非常に困難になっている。境界例の治療も数週間からせいぜい1カ月の短期入院となり，すべて危機介入のスタンスで治療が行われている。短期入院，緊急入院と長期入院のそれぞれの功罪についてはいろいろと議論があるが，それについては別の機会に述べたいと思う。

2. 週4回の精神分析の症例

　これは私が精神分析研究所でキャンディデートとして精神分析の訓練を受けていた時に治療した症例で，訓練分析家のスーパーヴィジョンを受けながら行ったものである。治療は週4回，患者はカウチの上に寝て，自由連想の形で行われた。患者は35歳，白人の離婚した女性で，大学の文学部の助教授をしていた。精神分析治療に当たっての主訴は，

　1. 異性との人間関係の問題，つまり，初めは異性と親密な関係に入ることができるが，しばらくするとその関係がだめになってしまうということであった。自分がその原因を作っているように思われ，自らそれを自己破壊的パターンと呼んでいた。精神分析の治療を通じて，永続する幸せな異性関係を持ちたいということであった。

　2. 大学での永続的な在職保有権（tenure [注2]）をとるためには，2〜3年の内に2冊の研究書を出版する必要があるが，自分は仕事を先延ばしにする傾向があって，たとえば研究費申請の申込書を書くのに，締め切りのぎりぎりまで書かないで，最後の土壇場で無理して書き上げる，あるいはそれに間にあわないで失敗するということであった。博士号PhDをとったときも，時間が十分あったのに，8年もかかったそうである。現在の大学に長く勤めたいので，この仕事を先延ばしにする癖を直して早く研究を進め，2冊の書物を出版して在職保有権を取りたいと思ったのであった。

　患者は3人同胞の第2子として生まれ，上には兄，下には妹がいた。2人とも結婚している。父親は医師として開業していたが，その地方の医学

注2）tenure制度とは，教員の自由な教育研究活動を保障するため，心身に障害を負い，教育研究活動の継続が不可能になった場合を除いて，終身（定年まで），当該大学の教員としての身分を保障する制度。

校で教職も勤めていた。父は子どもたちに勉強することの大切さを強調したとのことである。父は仕事で忙しかったため，家族や子どもとの時間を持つことがあまりなかったが，彼が患者の家に往診に行くときには子どもを車に一緒に乗せていくなどした。それは本人にとって楽しい思い出となっていた。父はストイックな人で，感情をコントロールする性質があった。母はそれとは反対に感情的な人で，ヒステリックなところがあった。他の男性と浮気をしたこともあるということである。

　父が亡くなった後，母は一時アルコール嗜癖となり，それを治すために治療を受けたことがあった。患者は小学，中学，高校，大学と，特に大きな困難なく過ごしてきたが，修士課程をとっていたときに父が癌にかかったことを知らされ，抑うつ状態に陥ったという。そのとき週1回の精神療法を1年間受けていたとのことである。父からは，父が癌にかかったということを人に知らせてはいけないと言い渡され，自分が父をそのうち失うことについての喪の気持ちを人に話すことができなかったという。

　父が死んだときは，唇が痙攣のように震えたが泣くことができなかったという。父の葬式の済んだ3日後に，彼女はそのときの婚約者とすぐに結婚すると言い出し，結婚の時期についての家族の反対を押し切って結婚した。その日はちょうど両親の結婚記念日に当たっていたということである。その頃，大学院で博士課程をとっていたが，結婚後，夫からいつも批判されているように思われ，結局数年後に他の男性と恋愛関係に陥り，夫と離婚することになった。その後，大学院で数年かかってやっと博士号をとり，現在の大学の教職につくことができたという。

　1978年の8月の末，私はウェイティングリストから彼女の名前をピックアップして彼女に電話し，まだ精神分析治療に興味があるかと聞いた。彼女は自分のために精神分析治療を受けたいと興味を示した。この電話で，週何回の治療が適切であるかを話し合った。私は彼女に週5回のセッションが最も治療的であると伝えた。彼女はそれに対し，大学から私のオフィスまで車で通うのに2時間もの時間がかかり，また大学で教えるスケジュールも忙しいので，週5回というのは非常に難しいと答えた。このことについてはこの次お会いしたときに，さらに話し合いましょうということに

して電話を切った。

　私との対面の面接に現れたとき，彼女はシンプルで上品な衣服を着ていて，長い髪で，化粧をしていなかった。彼女は親しい態度で話をし，そして比較的率直に，気になっていることを自由に話し出した。彼女の感情は自然で，その状況に合致していた。彼女は彼女が気にしていたことから話し出した。電話で，私の話し方には外国人のアクセントがあるということが非常に気になったと彼女は言った。彼女は自分の話の中で知性化する傾向があり，自分の言葉を防衛として使うということを話した。そして自分の言葉を煙幕として使うことがあると言った。また，私が彼女の使う言葉の象徴的な意味を pick up できないのではないかと心配した。彼女が大学生のとき，ドイツから留学していた学生がいて，英文学を習っていたが，英語の微妙なニュアンスを理解するのに学生や先生からの多くの助けが必要であったのを覚えていた。私は，この彼女の気になっていることに対して，「言葉を防衛に使うということは，精神分析の患者では比較的よくあるパターンです。そしてそれが治療状況においてパターンとして認められた時には，私があなたに指摘します」と答えた。また，私が彼女の言葉を理解できなかったときには，それはどういう意味であるか直接聞くであろうと話した。また，私と彼女との間の文化的な違いに関しても，オープンに議論した。私は彼女に，患者との関係における文化の違いについてはいつも注目しながら治療を進めているということを話した。そして，患者と治療者との間の文化的な違いが治療の障害になっていると判断された場合には，徹底的に吟味し，分析しなければならないと伝えた。私は，私の精神科の治療における比較文化的な体験を話し，この二つの文化における体験のおかげで二つの文化における文化的盲点に敏感になれたということを話した。

　このセッションにおける彼女の印象は，彼女が非常にオープンで率直であったということである。私はこのセッションで，初めは彼女の質問にやや驚き，不安に感じたが，彼女の質問に答えているうちにその不安は払拭されていった。セッションが進むにつれ，私はますます気持ちが落ち着き，彼女が上のことについてオープンでダイレクトであることを高く評価

し，それを彼女に伝えた。しかし，私の感じとしては，彼女は次のセッションには帰って来ないだろうと思った。

　しかし，1週間後に彼女は私に電話してきて，私の精神分析的治療を受けたいと希望し，次のセッションを設定することになった。

　9月8日に行われた面接では，彼女はこの前のセッション後2日間，非常に心が乱れたという。しかしその2日間の後，彼女は私がchallengingでストレスフルな状況によく対応したことを非常に高く評価し，また私の以前の勤務先からの評価を得て，彼女は私が有能な精神科医であるということを確信したと言った。このセッションでは，彼女の毎週の分析の頻度について話し，彼女が毎回，往復にかかる2時間とセッション自体の1時間を合わせて計3時間をとらなければならないことを考えると，週4回が妥当であると判断した。次の課題は，料金の問題である。これはその後の治療状況において非常に大事な治療的課題になった。彼女は，自分の現在の経済状況を説明するために，具体的で詳細な説明書を持ってきた。それによると，彼女は給料から毎月の支払い，大学の学費の借金返済，家のローン，その他の借金を除くと，生活費として50～60ドルしか残らないので，セッションに対し料金を払う余裕はないと説明した。しかし医療保険をもっているので，これを使いたいと申し出た。この保険のポリシーは，精神科の治療は週1回の頻度で診察料の50パーセントを支払うというものであった。そこで保険会社には毎回100ドルの診療費を請求することにし，患者が実際に支払う料金は，最低の料金として規定されている5ドルということに決定された。週に4回のセッションなので毎週20ドルの料金ということになった。保険会社からは彼女に毎週50ドルが還付されることになり，彼女の手元には30ドルの余分のお金が入ることになった。この不法性について彼女は2カ月後の自由連想で無意識のうちに自分が詐欺をしているという形で私に報告した。このことに関する分析のプロセスは本書168～171頁に詳しく記載されている。

　その次の課題は，彼女がフランスに年3回，各1カ月間，研究のための出張をするという業務上の条件があり，彼女のフランス語のbrush upを続けるためにもそれが必要だということだった。彼女はすでにその年の

12月中旬から翌年の1月中旬まで出張することを決めていた。それを私は受け入れたが、ただし年間計3カ月間の出張が分析的なプロセスにどう影響するかを徹底的に吟味し分析する必要があると伝えた。

　さらにこのセッションでは、彼女が分析を受けるに至った問題についても話し合った。まず彼女は、先に主訴として述べた異性との間における自己破壊的パターンについて述べた。一般的に彼女は異性と親密な関係をつくりあげるが、どういうわけか彼女は彼らとの間に問題を引き起こして、彼らが彼女を拒絶するような関係をつくってしまうという。彼女は何度もこのパターンを過去において繰り返してきた。精神分析の治療を通して、彼女は異性との満足な関係をつくり、幸せな生活を送りたいと訴えた。

　第2の問題は、第1の問題と関係があるかどうかはわからないが、彼女の仕事における先延ばし癖である。彼女は非常に時間を引き延ばすので、この癖が続いてしまえば彼女が成し遂げようとしている2冊の出版ができなくなるという不安を感じていた。自分としては成し遂げる能力はあると思い努力はしていたが、障害があってポテンシャルを100％表現できないでいるということであった。

　このあとの4回のセッションは、彼女の生活史のことについて費やされた。また彼女がカウチの上で行う自由連想の準備にあてた。彼女の生活史に関する情報は、上に要約して述べたとおりである。彼女の性的な歴史については、彼女が述べたところによると、11歳の時に初潮があり、非常に嬉しかったという。彼女は女性になったことを誇りに思い、母親にそのことを話した。母親は生理について詳しい情報を提供してくれた。彼女は最初の性的体験を、大学生の時のボーイフレンドと体験した。その性的体験について、彼女は、「普通ですね」と言い、特に興奮したわけではなかったとのことである。ただ、痛みもなかったし悪い体験ではないと思ったというのは、彼女が彼を愛していたからであるという。21歳のときに、彼女は最初のオーガスムを体験した。そして、テキサスで修士課程をとっていたときにセックスを楽しむことができるようになった。

　9月14日、これが最後の対面のセッションになったが、彼女は私に、各セッションを録音してもいいかと聞いてきた。彼女は録音したものを車

の中でドライブしているときに聞いて，いろいろと自由連想し，ドライブしている時にも生産的に精神分析のプロセスを促進したいと思うと言った。その時点では，私はそれを受け入れたが，実験的にやってみるということにして，分析のプロセスを障害するようなサインが見られたら指摘すると話した。このセッションで，彼女はカウチで自由連想することについての不安を表現した。

次の週の9月18日に彼女は，分析の第1セッションをスタートした。

1年目

彼女は1978年9月18日にカウチで分析の最初のセッションを始めた。彼女はそのセッションにテープレコーダーを持ってきてセッションを録音した。彼女はカウチの上で自由に自由連想し，分析療法を始めるにあたって高揚した感情をもっているようであった。彼女は，私のオフィスと彼女の大学のオフィスとの間を行き来する車の中で，録音したセッションの内容に聞き入り，前のセッションで連想したことについてさらに連想したようである。しかし，持ってくるトピックは1つから次のセッションへと変わりやすく，1セッションの間でも課題が変わりやすかった。そして初めのうちは自由連想の内容がどういうテーマを持っているか，それを把握するのが困難であった。

最初の，大きな潜在的な課題は，彼女が分析に入るにあたっての彼女の感情であったようである。彼女はトランスフォーメーションドリーム，つまり彼女が変容するという夢について語った。彼女は過去にこのような夢を見，そしてその夢の中で彼女は全く違う自分に変容するのであった。その夢の中で最も印象的なものは，1975年に彼女が見たもので，彼女はその夢の中で，毛むくじゃらの尻尾を持ち，それはあたかも豚のしっぽのようであった。それは醜くいやらしい尻尾であった。この夢の中で，彼女はこのことについて彼女の父親に話をし，父親は彼女を医者のオフィスに連れて行った。しかし医者と父親はこの尻尾について手術をしないことにした。

彼女はこの夢について非常に心を乱し，図書館に行ってこの夢の意味を

理解しようとして研究したが，それでもよくわからなかったという。そして，もう一つの自分の変容の夢を思い出したと言った。それは彼女の妹のキャシーがペニスを持っていて，彼女の前のボーイフレンドのビルとセックスをしているという夢であった。そしてカウチでの第3回目のセッションで，彼女は，初めての分析のセッションを持った日の夢を報告した。その夢で，彼女は黒人の男性とデートをしていて，その男性はタキシードを着ていた。彼女は長いドレスを着ていて，それは彼女が16歳のときに着ていたドレスであった。夢の中の雰囲気はちょうど1940年代の映画の世界のようであった。夢の中で彼女は，自分を鏡の中で見て，自分自身が黒人の女性であることを発見した。彼女の第1番目のデートが終わったあと，もう一人の黒人の男性が彼女に近づいてきて，彼は彼女がその黒人と一緒に寝てセックスをすることを当然と思っていたらしい。そして，彼が彼女に触ったりしてセクハラ的態度をとったので，彼女は彼に，自分は性病を持っている，と話したら，彼は彼女から去って行った。この夢の象徴的な意味を私はいろいろと考えたが，つまり彼女がペニス（尻尾）を持ちたいという無意識の願望とか，人種の違う男性とデートしたい願望つまり治療者とデートしたいという願望を持っていると思われたが，現時点ではそのような無意識の深い意味を彼女は理解できないと思ったので，そのような深い解釈はしないで，現実において彼女が分析を通じて変容することについての彼女の不安が夢に現れている，というふうにコメントした。

　9月の終わりごろになって，彼女はもう一つの反復して見ている夢を報告した。その夢というのは，彼女の髪が抜け落ちてしまって禿げになると言う夢であった。それについての彼女の連想は，彼女の家族の中での男性は皆禿げであったということ，つまり彼女の祖父，父親，兄も禿げで，その当時の夫のロジャーも，恋人のロンも禿げだったのであった。その後の分析で明らかになったことは，彼女の髪というのは彼女の女性性を表しているということであった。また，髪は彼女にとって何かに蓋をしているということ，つまりごまかしに蓋をしているということであり，禿げになるということは自分自身がそこに現れるということであった。私の推察では，彼女は母親と表面的には同一化していたが，それはもっと深い父親との同

一化に対する防衛であった。彼女は父親と同様にペニスを持ちたいと思い，同時に去勢不安を持ち，それは髪を失う夢に現れていた。しかし，私はそういう深い力動を解釈することを避け，分析によって防衛が失われ，そして自分自身を露呈することに対する彼女の不安がそこに表れているということをコメントした。

　分析の最初のころによく現れた課題は，彼女が他人を十分にケアしないのではないかという不安と，また他人から自分が満足のいく程度にケアされないのではないかという不安であった。彼女は自分が飼っている小動物をケアできないのではないかという不安を話した。小さい時に飼っていた小動物が結局は死んでしまったり消えていなくなったりしたことを彼女は思い出し，自分が適切にこれらの小動物をケアしていなかったことを彼女は思い出した。これについての治療的な意味合いは，彼女自身が分析において適切にケアされないのではないかという不安を表すものであって，それは彼女の連想によると彼女の母親が彼女を十分にケアしないで拒絶したり批判したりしたという記憶と関係があった。つまり母親転移である。

　それから現れたもう一つのテーマは，彼女の独立したいという願望，そして自己主張したり独立したりすると罰せられるという恐怖であった。これについて彼女が思い出したのは，彼女が高校生のときに初めてヨーロッパへ旅行したとき，これは彼女の初めての親からの分離体験であったが，彼女は経済的にも心理的にも十分な準備をして行ったはずであった。しかし，父親から彼女に手紙が届き，父親は彼女が学校の課題に責任を持っていないことを非難していた。彼女の学校の先生から父親に手紙が来て，彼女が学校の宿題をちゃんとしないでヨーロッパへ行ってしまったので怒っているとのことであった。彼女としてはちゃんと先生と話し合ったうえでヨーロッパへ行ったと思っていた。彼女が高校生のとき初めて親から離れて独立しようとしたとき，彼女の親は彼女を依存的なポジションへ引き戻そうとしているかのようであった。こういう彼女の独立しようという欲求と同時に，彼女には権威者との権力争いの課題があった。彼女は高校生のときに学校の先生と権力争いの形で争ったことがある。

　治療状況においては，彼女は分析状況において喋り続けて，私の介入や

解釈を避けようとしているようであった。そしてテープレコーダーはその防衛的な役割を果たしているように思えた，つまり前のセッションに続いて連想し自己分析することで，分析状況を完全にコントロールしようとしているようであった。しかし，その件について，私は彼女に解釈しなかった。というのは，もっと重要な問題が持ち上がってきたからである。つまり彼女に治療の料金を払ってもらうという治療的なテーマが緊急の課題となってきたからである。

彼女が独立したいという欲求は，他人に依存することについての不安あるいは恐怖と関係があることが分かってきた。彼女は独立したいという願望を話すと同時に，他人にいろいろやってもらうと彼らは彼女の状況をめちゃくちゃにしてしまい，結局は彼女が後始末をしなければならないということを何度も体験したということを語っていたからである。彼女は自分の家の車庫をリフォームしようとして友達にやってもらったけれども，結局は彼らはそれをめちゃくちゃにしてしまって，彼女が後始末しなければならなかった。このことの治療的な意味合いとして，彼女は治療状況において私に依存するということを非常に恐れていた。つまり彼女の問題がますます混乱してしまうだろうと恐れたのである。彼女の自由連想の材料によると，それは彼女の母親との関係に関連があるようにみえた。母親は，彼女を母親に依存させるようにしながら，結局は彼女を拒絶した。

1978年9月26日のセッションで，彼女は私についての初めての夢を報告した。その夢は，「先生と私がある集まりに出席していて，先生の奥さんが私と私の友達を御馳走してくれる」というものであった。「先生の奥さんは私たちに刺身を御馳走すると言い，そして私たちの前に10ポンドのマグロが置いてあった」。彼女はその夢が非常に楽しいものであって，非常に滋養されたと感じた。この夢は私と私の妻によって滋養されたという夢であったが，私から拒絶されるということも連想され，彼女の母親との関係の再現，つまり滋養されたり拒絶されたりという体験が転移となって再現されたものと思われた。この頃の分析状況における私の態度は，彼女の自由連想を受身的に聴取し，彼女の治療における私に関する感情を聴取するというものであった。こういうふうな形で彼女に質問することによ

って，彼女は治療で起こっていることと現実との関係について理解するようになった。

　分析が2カ月目に入り，彼女は知性化の防衛を失うことに不安を感じ始めたようであった。彼女は治療についてより抵抗的になり，亡父がこういう自己中心的な治療に対して反対するのではないかと心配した。それに対して，彼女の母親はAAの治療を受けたり交流分析の治療を受けたりしていて，父親とは反対の価値観を持っていた。このころの治療における大きな問題は，彼女が詐欺師であるという気持ちを持っているということを話したことである。彼女は自分の不全な自己を覆い隠すために偽りの自己を提示する傾向があったということである。彼女は自分の不全な自己を覆い隠すために，外的な保証を必要としていた。彼女はイエール大学にいたとき，イエールにいたということで自我を高められたと感じたと言う。また，彼女は他の男性から愛されたりしたときには自分自身について良い感情を持った。それから，パーティーなどに出席したときに，彼女は他人から拒絶されたり劣等感を持ったときには，いろいろと音を立てたり声をたてたりして，他人の注目をひくことが多かった。

　自分が詐欺師であるということについての彼女の子どもの頃の連想としては，彼女が2歳のときに初めて歩き出したとき，彼女は家具につかまったりして自由に歩くことができなかった。彼女は誰も信用できず，初めて歩いたときにはそこのところだけを歩いた。彼女は過去において幾つかの約束を破ったという事件を思い出した。彼女は大学生のとき，夏休みにメキシコに行って，メキシコの人形劇場で働いたが，そこで働いている学生の間でカリフォルニアへ旅行するという計画を立てた。グループで順番に車を運転するということが決められた。しかし，彼らがカリフォルニアにいたときにシカゴにいるボーイフレンドから電話が来て，彼は彼女に一緒にいてほしいという。彼は飛行機のチケットをオファーした。彼女はその人形劇場のオーナーに対する忠誠心とボーイフレンドに対する愛情との間に挟まれて悩んだけれども，結局ボーイフレンドのところへいくことを選んだ。そのことについて非常に罪悪感を感じた。

　これに関連して彼女が連想したのは，彼女は車庫をリフォームするため

に建築会社と契約したが，その建築会社が彼女に契約以上の法外な料金を要求するのではないかと恐れているということであった。そのような連想の材料からわかったことは，彼女が周りの人に嘘を言い，他の人を騙し，他人を操作して自分のいいようにし，契約を破っていたと同時に，彼女は他人から騙され，迫害されるという恐れを持っていたということであった。

これに関連して，彼女は夢を報告した。その夢の中で，スタジオのリフォームの建築に誤りがあって彼女はパニックになっていたとのことであった。このような情報提供によってわかってきたのは，彼女が語っていたのは現実における治療の状況が詐欺の状況だということを語っていたのだろうということである。つまり，保険会社から毎回 100 ドルのチャージでお金を取り，分析研究所には 5 ドル払っているというふうに見せかけて，実はそのお金も保険会社から取っているという詐欺の状況について語っていると思われた。

私は，彼女が 10 月の終わりに話していたことと関連して，このテーマを分析治療の中で検討し始めた。彼女は料金を自分が払わなければならないのではないかと恐れて，料金を払うことに対して激しい抵抗の姿勢を示した。彼女は，お金はどこかからか湧いてくるという魔術的な考えを持っていて，彼女は大学あるいは分析研究所あるいは保険会社からケアされる権利があるということを確信していた。

治療状況で彼女の料金についての気持ちを検討したあと，11 月 9 日のセッションで，彼女は自ら料金を払わなければならないということを私は彼女に宣言した。少なくとも彼女は毎回 5 ドルは払わなければならないと，私は言った。また，私は彼女に「あなたはお金について魔術的な考えを持っている，この治療における料金の状況は詐欺と同じものである，あなたの神経症が治療されるためには料金の状況は修正されなければならない，われわれは保険会社と分析研究所に対して正直でなけれなならない，そうでなければ彼女の健康な自我の成長は阻害される，彼女の健康な自我は無意識にこの治療状況には問題があるということを夢の中で言っているのだ」と言った。それから，スタジオの建築においても誤りがあったようで，彼女はそれについてパニックになっていたということを報告したが，それ

も治療状況の誤りに関係があると解釈した。

　この介入に対して，彼女は非常に強く反応し，激しい怒りを示した。彼女は，私がルールを変えようとしていると言って怒った。私には一貫性がない，私は信用できない，と反応した。彼女は，私によって裏切られたと感じ，もし彼女が料金を払わなければならないとすれば，彼女にはその余裕がない，これ以上セッションで話すことはない，と言って，セッション終了時間の10分前に彼女はセッションを中止して帰ってしまった。「ここにはもう戻って来ません，先生は私のケースを失いました」と主張して帰っていった。私のそのときの反応は，喪失感，患者に拒絶されたという感情，怒り，そしてある種の罪悪感も感じた。というのは，このような料金状況を初めから設定しなければよかったのではないかという罪悪感である。そのとき私は，彼女の無意識の転移願望によって操作されてしまっていたという理解を持った。しかし，私の感情は，このような詐欺の状況では彼女を治療できないという確信に変わっていった。これは彼女の神経症に対する強烈な直面化であって，もし彼女がこれを受け入れることができなければ，彼女は分析されないし，あとになって転移神経症が発展してから分析をやめるよりはこの時点で分析をやめた方がよいと，私は確信した。しかし，11月13日つまり次のセッションの日に彼女から電話があり，彼女はその日のセッションに来るというメッセージを私は受け取った。このセッションで，彼女は，前のセッションで私が彼女に話したことを真剣に考えたと言う。テープを一生懸命聞いてみた。そして彼女が感じたのは，私が真剣であり，私が話したことには意味があると彼女は理解した。その時点での彼女の理解は，過去において彼女は怒りを感じるとその状況を去るということであって，前のセッションで彼女はそれをしたということであった。

　このセッションで，彼女は再び私に対する怒りを表現し，私が彼女を裏切った，ルールを変えた，一貫していないということを厳しく述べて，私に激しく怒りを表明した。彼女は私に，この治療の料金の支払いを要求して治療をやめさせようとしているのではないかと質問した。私は彼女に対して，私は彼女にとって真正な精神分析状況を提供しようとしてそうした

のであって，治療をやめさせようとしたわけではない，真正な治療状況を提供して彼女の神経症を治療したいのだ，ということを彼女に説明した。

　彼女がそれに対し提案したのは，あと1年間同じ料金形態で治療を続け，1年間のあと評価して，この分析を続けるかやめるかを決めるのはどうでしょう，ということであった。私は彼女に「この時点で分析をやめるかあるいは私が提案した料金形態で分析を続けるか，その2つの選択肢しかなく，あなたはこのどちらかを選ぶべきであると，私がこれについて非常に確固とした態度を示したので，彼女は少し態度を変えて，治療をやめることは結局は自分自身を傷めつけることであって，結局助けが必要なのは自分であって，やめることは自分を痛めつけることであると言うようになった。彼女は過去に自分を拒絶する人を拒絶するというパターンを持っていたということを話し出した。

　この料金の問題により，彼女は自分の経済的な状況をより現実的に見るよう迫られた。彼女は，お金について魔術的な感情を持っていて，お金はどこからか自分のところへ舞い込んで来るという非現実的な考えを持っていた。この時点において，彼女には治療を続ける経済的余裕があるかどうかはわからないので，経済的に可能かどうかを検討した上で返事をするということであった。結局，11月の残りの料金を彼女は払うことになり，彼女に対し，私は，この状況についての気持ちをワークスルーすることが大事であるということを述べた。彼女が，12月以降も分析を続けることになれば，1回につき5ドルの割合で料金を要請されるということを告げられ，彼女はそれに同意した。11月の残りのセッションで，彼女は料金を払わなければならないことに対する気持ちについて問われ，彼女はその気持ちを表現した。その気持ちは，抑うつ的で，心理的に滋養されない，傷つけられた感じ，拒絶された感じ，それから無性に食物を食べたいという気持ちを表現した。それから私に対する激しい怒りを表現し，迫害された気持ち，利用された，無力にさせられたという気持ちを表現した。それと同時に，彼女は非常に深いレベルで自分自身をケアしなければならないという気持ちを持つようになったと言う。

　このころ，彼女はそのときのボーイフレンドのロンからも拒絶されたと

いう気持ちを体験していた。この時点での彼女のロンとの関係性における彼女の感情は，治療状況における私に拒絶されたという感情と関連があるということを，私は解釈した。結局，彼女はその感情をある程度解決し，ロンに対しての感情を感じるようになり，またパーティーに出席したときに，彼女は詐欺師であるという感情を感じるよりも，より自然にふるまうことができるようになったと言う。また，仕事をする上でも，彼女の私的生活においても，作業をするのが能率的になった。彼女は，私に対する気持ちをある程度解決したあと，フランスに旅立った。

　1月にフランスから帰って来たあと，同月23日に分析を再開した。このセッションでは，彼女は私から感情的に距離を持っているように見えた。また，ロンとの関係においても彼女は彼から距離を持つようにし，自分自身の仕事をするようになり，彼からある程度距離を持つ必要があると言った。彼女は，フランスで自分の仕事をし，たくさんの仕事を達成できたと言った。

　彼女は治療に対して抵抗的であり，またロンとの間でも同様の関係が続いていた。ことに彼のしばしば起きるインポテンスの状況を，彼女は拒絶と感じた。彼女はロンとの関係についても，より客観的に見ることができるようになり，この状況について真剣にワークスルーするようにしたと言う。彼女はその時にもその関係をめちゃくちゃにしたいという衝動があるということを認め，意識的にコントロールしようとしていると述べた。それは彼女の変化の表れであると認めた。彼女とロンは，真剣に話し合い，そして一緒にあまりにも時間を共にし過ぎているということを感じて，毎日会うのではなく週2回会うことにして，距離を持つようにした。ロンは，彼がより独りでいる必要があると述べ，彼らの関係性はより仕事志向的になった。つまり，彼女は論文の出版のために作業するようになり，ロンはそれを助けるようになった。彼女はセッションで，ロンとの関係についての痛みや傷つきを表現し，泣くことが多かった。

　2週間こういう状況が続いたあと，2月19日には，彼女は不安が急に解消して，自分自身について良い感情を持つようになり，ロンとの関係も改善した。彼女はロンに対して理解を持つようになり，彼女自身，彼との関

係についてより客観的になったことを認めるようになった。このころの数回のセッションで，彼女は，治療状況において私に対して誘惑的な気持ちになるということを語った。しかし彼女は，私にとって誘惑的な女性に見られたくないと述べた。彼女は私との関係性を職業的なレベルにとどめたいと，社会的あるいは性的関係では全くないということを保障されていたいと言った。

　彼女は，カウチの上で，自分の手と腕でしっかりと胸の周りを抱き，自分を守っているような姿勢をしていた。それを指摘すると，彼女は自分自身を自分が保護しているのだと述べた。このような性的な感情を治療者に対して持ち始め，表現したということは，彼女のロンに対する気持ちや感情が治療者に対してシフトし始めたと理解された。これは，ロンとの関係における不安と抑うつを軽減し，分析の外で，彼女は社会的な非性的な関係を他の男性と持つことができるようになったと報告した。これも彼女の変化の兆候であった。

　このあと，彼女は思春期における歯の神経症について語った。彼女は，思春期12〜13歳のころに，歯にこだわっていたことを話した。彼女は歯を磨くことを非常に嫌った。彼女の父親は，彼女に歯を磨いて洗うよう，厳しく述べた。と言うのは，彼女が虫歯を持っていたからである。彼女は父親に，もう磨いたと嘘をつき，実際には磨かなかった。というのは，彼女は歯を磨くことを極端に嫌っていたからである。私はこの時点では彼女に解釈しなかったが，私の推察では，彼女の歯と口に対するこだわりは彼女が女性になることについての複雑な感情を意味していたと思われる。歯と口は，彼女の性器を意味していたのである。彼女の私に対する性的な感情が，彼女が思春期に感じた女性性の気持ちを賦活させ，また父親に対する性的な気持ちを抑圧していた状況が再現されたわけである。この歯の神経症の話は2年目の分析の過程でも話されたが，この時は彼女は私とのエディプス転移の最中にあったので，この神経症の裏にある無意識の力動を明確に解釈した。彼女はその時これをとり入れて理解した。このあと，彼女は治療において抵抗の状況に入った。彼女の自由連想の内容は非常に表面的となり，毎日の日常の状況を話すだけで深みがなくなった。ただ，基

本的なテーマは，拒絶された感じ，サポートされない感じ，抑うつの状況であった。ロンとの関係も揺れ動き，彼女はそれによって拒絶されたと感じた。明らかになったことは，この拒絶された感じが，ロンが彼女と離れたときに強くなったということである。自由連想では新しい情報が何も出てこなくなった。そして，治療は停滞の状況に入ったようにみえた。

　このような状況で，彼女は，欠陥のある馬の話をした。彼女は父親がこれについて冗談を言ったのを覚えている。彼女にとっては面白かったが，他の人にとってはまったく面白くなかったと言う。これは，欠陥のある馬で，それはグレープフルーツや魚の上を走ると倒れてしまうということである。治療状況についての私の推察は，彼女は無意識のうちに欠陥のある分析家，欠陥のある分析状況について話していると思われた。

　この数週間の間の彼女の転移感情について考えると，彼女のポジティブな私に対する性的感情つまり私に対する誘惑的な気持ちから不安になり，それはそのあと私に対する怒りとなって私を去勢しようとし，私を去勢されたアナリストにしようとする願望となった。そしてそのうちに，彼女はこの分析状況が欠陥のある構造を持っているということを述べていたと思われた。それはつまり，セッションをテープ録音できるという状況である。彼女は，治療の状況において抵抗的に感じると話し，独り言をつぶやいているように感じると言った。彼女は，私が彼女に痛ましいことを解釈するのではないかと恐れていたために表面的に話し続けたようである。私は，彼女の治療に対する気持ちをまた解釈した。そして彼女は再び，私によって拒絶されたという気持ちを表現することができた。

　そのあと，3月14日のセッションで，彼女は非常に重要な材料を提供した。彼女は治療状況で非常に恐い状況に来ていると話した。彼女は，自分の治療について彼女の妹キャシーと話していた。妹はソーシャルワーカーであるが，キャシーが彼女の夢を見ていたという。つまり彼女がキャシーと競争的になっているという夢を見ていたと言う。彼女たちは彼女の父親との関係性を話し合い，彼女は自分が父親にとってスペシャルな子どもであると考えていたが，キャシー自身が父親の好まれた子どもであるということを語るようになってからは，彼女は父親に寵愛された子どもである

という考えを断念した。彼女はあきらめてこの同胞葛藤を断念した。

彼女は，母親がベビーのキャシーを病院から連れて来たとき，彼女は部屋が全く空虚で，自分は虚しいと感じた。このセッションで，彼女は非常に感情的になり，不安と寂しさと傷つきを表現して，涙を流した。この時点において，彼女は自分の問題について解決を見出したく，苦しんでいる状況が感じられた。そしてある解釈が必要であると私は感じた。

そして3月15日に，彼女の問題の再構成を伝えた。すなわち次のように伝えた。小さいときの体験，ことに妹の生誕の状況は母親との初めての別離の体験（母親の入院）のあとに起こったものであるので，彼女は分離の体験を非常に痛ましい体験とみるようになった。また，両親が家から離れたときには，彼女は兄に殴られることが多かった。この別離の体験は，彼女の心の中にそういう苦しい体験としてインプットされていた。彼女は大事な人との別離の体験のあとには，非常に苦しい体験が起こるということを予想するようになった。分離のあとに起こるであろう苦しい体験を，受身的に待っているよりは，この不安を行動化してむしろ自分の前にある関係性を能動的に破壊してしまおうというパターンを築き上げてきたということである。彼女はこの解釈を受け入れ，そして理解することができた。この時点で，私は彼女が治療で抵抗を示していることについて，この分離と関連づけて次のようにコメントした。

この時点における彼女の自由連想で，彼女は週末に気持ちが落ち着かなくなったときに，セッションのテープを聞いて気持ちを落ち着かせるということをしていたと言う。つまり，彼女はテープを分析における移行対象として用いていたのである。この治療状況を，彼女は「欠陥がある」ものであることを私に無意識のうちに伝えていたと解釈し，この時点でセッションをテープにすることを中止した。

1979年の4月の料金を支払うと，彼女は再びその年の夏に欠席する予定のセッションの料金を支払うことについての気持ちを表現した。今回の連想は，彼女の過去の経験において，彼女の権威者が彼女についていろいろと一方的に決定したことで彼女の人生が影響を受けたことを述べ，治療状況においてもこのような一方的なルールの変更によりハラスメントを受

けるのなら,フランスに行くのはやめようかと彼女は考えたという。彼女は,私に対する怒りを表現し,私によって罰せられたと感じた。

彼女はロンとのよい関係が続いていることを報告した。感情的にも性的にも関係が改善しているとのことだった。ところが,1979年5月11日,彼女が出発する前の晩に,二人の間でひどい喧嘩がおこり,ロンは関係を継続することができないと彼女に宣言したと言う。これは彼女にとっては考えられない事件であった。というのは,彼女は大学でよい仕事をし始め,メンターとして表彰されたにもかかわらず,ロンがこのような仕打ちをするのは考えられないことだった。というのは,彼女の父親は大学で成功することを非常に奨励していたからである。

5月21日のセッションはフランスへ発つ前の最後のセッションであったが,彼女は再び分析のセッションに対して料金を支払わなければならないことに対し怒りを表現し,「こういう治療上のハラスメントは私たちの関係を非常に侵害する」と述べた。また,出発の準備のために学校でも家でもものすごく忙しくしていることを彼女は報告した。私は,彼女のこのような過活動の裏に,別離に関する非常に強い感情があるのではないかと指摘した。そして治療状況から別離することに対して非常にさみしい感情をもっているのではないかと指摘した。すると彼女は涙を流して嗚咽した。

このように,私からの分離に関連したいろんな感情,怒り,さみしさなどを表現したあと,彼女はフランスに旅立っていった。これはその前の年の12月の別離のときとは非常に異なっていて対照的であった。というのは,12月の別離のときには,彼女はこのような感情を否認し,むしろフランスに行くことを楽しみにしていると述べたからである。今回は,彼女は別れることについての激しい感情にアクセスし,それを表現し,フランスに行きたくないというような感情を語った。

ここで治療1年目の分析過程を振りかえってみたい。この1年目の分析過程は,この患者のその後の分析作業の土台になったもので,きわめて大切であった。

私は分析の始めにおいて大きな間違いを犯した。それは私の無意識の不

安（これが私の分析の第一例であったという点について）と関係していたと思う。というのは，彼女の分析の料金の設定について，またセッションをテープで録音することを許すという点で妥協をしてしまったのである。最初の1年間の分析の作業は，その状況を修正すること，そしてその修正に対する彼女の反応をワークスルーすることに費やされた。これは彼女の神経症に対する非常に強烈な直面化の意味があった。フリーセラピーの状況が矯正されたときには，彼女は非常に強く反応し，セラピーをやめるという事態にまで至った。このテーマは分析を通して何度も繰り返しテーマとして浮上した。そして彼女が無料セラピーを求めようという動機，保険会社を騙そうという動機の無意識の意味が分析された。

　彼女の最初のボーイフレンド，ロンとの分離，私の1978年12月から1979年1月までの休暇に対して，彼女は強く反応し，彼女の分離の問題が明確に浮かび上がってきた。彼女のロンとの関係は，私との転移関係と非常に密接に関係して揺れ動いていることが明らかになった。この分離の問題と関連して，彼女のテープ録音は中止された。

　治療における第3の達成は，夏に彼女が欠席するセッションについて彼女が支払わなければならないということであった。分析の初めにおいて明らかに私と患者によって無意識的に作られてしまった（アイスラーの言う）パラメーター（Eissler, K. 1953）は，この1年の間に修正され，彼女のこれについての反応はワークスルーされた。これについての私の介入の時期は，慎重に考慮され，治療的に彼女の傷つきを最低限にするように行われた。というのは，彼女の自分の病気を治したいという意識的な願望と，病気であり続けたいという無意識の願望との間の葛藤のバランスが，きわめて微妙だったからである。

2年目

　2年目の分析作業の初めは，彼女のボーイフレンド，ロンの喪失体験の気持ちのワークスルーであった。ロンは彼女にとって父親のイメージを持っていた。この関係の断絶は，彼女の父親の喪失体験を賦活させ，それを通して彼女は精神分析的な作業に非常に深くかかわるようになった。彼女

は転移において，私に対してポジティヴな感情とネガティヴな感情をサイクルのように繰り返した。そして，ネガティヴな感情はポジティヴな感情に対する防衛であることが明らかになった。この患者の転移抵抗は，それが起こる毎に吟味され分析されることによって，彼女の私と性的にかかわることへの不安，恐怖，私によりコントロールされる不安，私によって見下される不安が明らかとなってきた。そして私とロンに対して激しい怒りを感じるようになり，このワークスルーの過程は1980年の2月まで続いた。その前，1979年12月には，彼女の父親の死に対する気持ちが深まり，それと同時に，私が休暇を取ることについての感情と並行してその気持ちが表現された。そのプロセスを通じて明らかになったことは，彼女が重要な人を失うという体験は，普通の意味での喪失体験だけではなく，彼女にとっては去勢体験でもあるということであった。

　1980年の1月は，彼女はいろいろな意味で生産的なセッションを持った。転移感情における彼女のエディプス欲求は明確になり，それは解釈された。また，このエディプス葛藤と同時に彼女の兄の糞を食べるという空想を通じて，彼女の性的な感情が肛門期的な攻撃性と混じり合っているということが明らかになった。と同時に，彼女の父親からお金を盗むという行動，それから私によってお金を取られるという不安は，それぞれ男性を去勢したいという願望と，去勢されるのではないかという不安を象徴的に表していた。お金が彼女にとっては象徴的に糞，ペニス，力，地位をイメージしていたのである。彼女が男性との関係を通じて力やペニスを獲得し，権力を得たいと思っていることが明らかになった。つまり，彼女が男性と恋愛関係に陥る度に，その男性のペニスを取り入れ，力を得たような感情になっていたのである。このようなプロセスを通じて，彼女は父親に対する強い同一化を取り消し，次第に女性性を受け入れるようになってきた。そして，それについての不安から，彼女は潜在的な同性愛の問題が浮上した。そうして彼女は異性関係における不安，異性関係における暴力的な空想から一時的に退行したのである。

　分析の2年目においては，彼女は非常に分析の過程にかかわるようになり，私に対する転移感情にアクセスすることができ，それを現実の状況や

過去の体験と結びつけることができた。全般的に，彼女はよい進歩を示し，そして男性に対する去勢願望や怒りに容易にアクセスすることができるようになり，男性に対する攻撃的にして誘惑的な防衛を断念するようになってきた。そして，彼女は女性としてのより自然な自分を体験するようになったが，同時にその自然な自分について不安を持つようになり，この不安の防衛として，再び男性に対して攻撃的になったり挑発的になったりしていたのである。彼女はこのような神経症的な行動において，男性と愛情関係に陥り，一体感を持ち，彼と同一化し，自分は非常に力強い人間であるという偽った自己愛的な感情を体験していたのである。つまり，彼女は男性のペニスを取り入れていたのである。しかし，次第に彼女はそのような防衛的な態度をとることが少なくなり，仕事においてもよりまとまりを見せるようになり，自分の仕事に対して真剣にかかわるようになり，女性としての自然な自分をより受け入れられるようになってきた。

3年目

　分析の3年目において，彼女は分析をやめたいという願望を表現するようになった。この願望は，現実的に大学から1年間フランスへ留学してよいというサバティカルリーヴを与えられたことと関係がある。そして，彼女の2番目のボーイフレンド，ロンから，一緒にフランスへ行って生活しようというオファーがあった。しかし，この分析をやめたいという願望の裏にある無意識の動機が吟味され，つまり父親像である私から愛人と一緒に逃走するというパターンが指摘され，解釈された。彼女の私に対する転移，つまり父親転移は詳しく吟味され，分析された。そしてこの過程を通じて，彼女の愛人ロンとの関係は私に対する転移の行動化であることが明らかになった。そして，彼との性的なマゾヒズムの実践は，私と男性全般に対するサディスティックな去勢願望に対する防衛であるということが明らかになった。この過程を通じて，彼女の女性性の拒絶，否認は変容を示し，それは母親のように女性になりたいという願望と父親のように学者になりたいという願望との間の葛藤に変わっていった。そしてこの葛藤はまた，私との転移関係において，分析を続けたいという女性的な願望と，フ

ランスへ行きたいという男性的な願望との葛藤として明らかになっていった。彼女の父親に対するモーニングワークと私の年末年始休暇に対する気持ちをワークすることにより，彼女は分析をやめるということ，そしてフランスへはロンを伴わないで行くということを決心した。

　1981年の1月から3月まで，彼女は終結作業をおこなったが，それは非常に生産的であった。彼女は女性性を受け入れ，女性としての自分を安定した感じで，しかも自信を持って受け入れるようになった。そして，仕事においても非常に生産的になり，活動がまとまってきた。現実における，また過去における，そして転移における神経症的な言動の裏にある無意識の意味を，よく理解し，彼女の人格の中に統合していった。彼女は，私との最後の永遠の別離に対して生産的な作業を行い，私と別れていった。彼女は，私との終結作業と同時にロンとも非常に生産的な終結作業を行った。彼女は私に対して最終的には高い評価を持ち，また非常に多くの感謝の念を持って分析を終了して去っていった。

　分析が終了して10年後に，彼女が勤めていた同じ大学に彼女を訪問して面接すると，彼女はすでに研究書を出版し，大学の教授に任命されていた。そしてその時交際していた男性と近いうちに結婚するということであった。こういう結果になったのは分析のおかげであると言って私に感謝し，そしてこの治療を発表することについて，「日本語ならば」と許可してくれた。

文　献

Ackerman, N. W. (1958) The Psychodynamics of Family Life: Diagnosis and Treatment of Family Relationships. New York: Basic Books.
American Psychoanalytic Association Annual Meeting 1977.
Balint, M. (1968) The Basic Fault: Therapeutic Aspects of Regression. London: Tavistock.
Bion, W. R. (1962) Learning from Experience. London: Maresfield reprints.
Bowlby, J. (1969) Attachment and Loss. Vol. 1. New York: Basic Books.
土居健郎（1989）「甘え」さまざま．弘文堂．
Eissler, K. (1953) The Effect of the Structure of the Ego on Psycho-analytic Technique. Journal of American Psychoanalytic Association, 1: 104–143.
Erikson, E. H. (1950) Childhood and Society. New York: Norton.
Fairbairn, W. R. D. (1952) An Object Relations Theory of the Personality. New York: Basic Books.
Fonagy, P. (2001) Attachment Theory and Psychoanalysis. New York: Other Press.
Freud, S. (1900) The Interpretation of Dreams. The Standard Edition of the Complete Psychological Works of Sigmund Freud, vol. 4 & 5. translated and edited by Strachey, J. London: Hogarth Press.
Freud, A. (1936) The Ego and the Mechanisms of Defence. In: Writings of Anna Freud, vol. 2. New York: International Universities Press.
Gabbard, G.O. (2004) Long-Term Psychodynamic Psychotherapy: A Basic Text. Washington, DC: American Psychiatric Press.（狩野力八郎監訳，池田暁史訳：精神力動的精神療法．岩崎学術出版社，2012.）
Gill, M. M. (1982) Analysis of Transference, Vol. 1: Theory and Technique. New York: International Universities Press.
Gunderson, J. G., et al. (1984) Effects of Psychotherapy in Schizophrenia: II. Comparative Outcome of Two Forms of Treatment. Schizophr Bull. 10 (4): 564–598.
Guntrip, H. (1973) Psychoanalytic Theory, Therapy, and the Self. New York: Basic Books.
Greenson, R. (1965) The Working Alliance and the Transference Neurosis. Psychoanalytic Quarterly, 34: 155–181.
Herman, J. (1992) Trauma and Recovery. New York: Basic Books.（中井久夫訳：心的

外傷と回復. みすず書房, 1996.)

Jacobson, E. (1964) The Self and the Object World. New York: International Universities Press.

Kandel, E. R. (1979) Psychotherapy and the Single Synapse: The Impact of Psychiatric Thought on Neurobiological Research. The New England Journal of Medicine, 301: 1028–1037.

Kernberg, O. (1974) Contrasting Viewpoints Regarding the Nature and Psychoanalytic Treatment of Narcissistic Personality: A Preliminary Communication. Journal of the American Psychoanalytic Association, 22: 255–267.

Kernberg, O. (1976) Object Relations Theory and Clinical Psychoanalysis., New York: Jason Aronson.

Klein, M. (1932) The Psycho-Analysis of Children. London: Hogarth.

Kohut, H. (1971) The Analysis of the Self. New York: International Universities Press.

Kohut, H. (1977) The Restoration of the Self. New York: International Universities Press.

Kohut, H. (1979) The Two Analyses of Mr. Z. International Journal of Psychoanalysis, 60: 3–28.

Kohut, H. (1984) How does analysis cure? Chicago: University of Chicago Press.

九鬼周三 (1930) いきの構造. 岩波書店.

Liberman, R. P. et al. (1987) Skills Training for the Community Adaptation of Schizophrenics. In: Strauss, J. et al. ed. Psychosocial Treatment of Schizophrenia. Toronto: Hans Huber.

Luborsky L, Singer B. (1976) Comparative Studies of Psychotherapies. Behavior Therapies, Drug Therapies, and Their Interactions (Spitzer, R. L., Klein, D. F. ed.). Baltimore: Johns Hopkins University Press, p. 3–22.

Mahler, M. S., Pine, F. and Bergman, A. (1975) The Psychological Birth of the Human Infant: Symbiosis and Individuation. New York: Basic Books.

Menninger, K. A. (1958) Theory of Psychoanalytic Technique. New York: Basic Books.

Meyer, A. (1948) The Commonsense Psychiatry of Dr. Adolph Meyer. New York: McGraw-Hill.

Minuchin, S. (1974) Families & Family Therapy. Cambridge: Harvard University Press.

Mitchell, S. A. and Lewis, A. (1999) Relational Psychoanalysis: The Emergence of a Tradition. Hillsdale, NJ: The Analytic Press.

Nakakuki, M. (1984) Two Major Characteristics of Japanese Culture: Amae and Shibumi. presented at American Psychoanalytic Association Meeting. Sandiego, May, 1984.

Nakakuki, M. (1994) Normal and Developmental Aspects of Masochism: Transcultural and Clinical Implications. Psychiatry, 57, 244–257.

Ogden, T. (1994) Subjects of Analysis. Northvale, NJ: Jason Aronson.（和田秀樹訳：あいだの空間. 新評論, 1996.）

Perry, S., Cooper, A. M. and Michels, R. (1987) The Psychodynamic Formulation: Its Purpose, Structure, and Clinical Application. American Journal of Psychiatry 144: 543 –550.

Pine, F. (1990) Drive, Ego, Object, and Self: A Synthesis for Clinical Work. New York: Basic Books.

Racker, H. (1968) Transference and Countertransference. New York: International Universities Press.

Rangell, L. (1988) The Future of Psychoanalysis: the Scientific Crossroads. Psychoanalytic Quarterly, 57: 313–340.

Spitz, R. (1965) The First Year of Life. New York: International Universities Press.

Sullivan, H. S. (1953) The Interpersonal Theory of Psychiatry. New York, Norton.

Thompson, C. (1964) The Role of the Aanalyst's Personality in Therapy. In: M. R. Green (ed.) Interpersonal Psychoanalysis: The Selected Papers of Clara Thompson. New York: Basic Books.

Vaughn, C. E. (1984) Family Factors in Schizophrenic Relapse: Replication in California of British Research on Expressed Emotion. Arch Gen Psychiatry. 41(12): 1169–1177.

Wallerstein, R. S. (1992) The Common Ground of Psychoanalysis. Northvale, N.J: J. Aronson.

Wallerstein, R. S. (1998) The New American Psychoanalysis: Commentary. Journal of the American Psychoanalytic Association, 46(3): 1020–1041.

Winnicott, D.W. (1965) Maturational Processes and the Facilitating Environment. New York: International Universities Press.

Zetzel, E. (1956) Current Concepts of Transference. International Journal of Psychoanalysis, 37: 369–376.

あとがき

　この本は私がアメリカで体験した力動的精神療法の訓練と実践を私の心の中で反芻し，消化したものを言葉にあらわしたものである。そういう意味で西欧の分析家の書いたものの知的翻訳とはやや違うという特徴がある。私はアメリカで精神療法を実践するにあたって，いつも私の心のなかにある日本人の私と対話しながらしてきた。したがって私の力動的精神療法は両文化を統合したような側面を持っていると思う。
　この本の素材は私が日本に帰国してしてから行ってきた中久喜セミナーで講義したり症例検討会で議論したりしてきたことが資源となっている。そういう意味では私のセミナー参加者ならびに患者はこの本の共著者といってもいい。中久喜セミナー参加者の OB，なかでも日本精神分析学会認定の精神療法家である中村博幸，松原公護，津島豊美，認定心理士の浦田綾子の諸先生には大変協力していただいた。ことに津島先生はこの本の後半の一部を私が口述したのをワープロで打ってくださった。私のワープロの技術は拙いのでこれは大変な助けになった。
　いろいろな事情からこの本の執筆を始めてから大変な時間がたってしまった。この過程に辛抱づよくつきあって，いろいろとアドバイスを下さり，支えてくださった岩崎学術出版社の長谷川さんに感謝します。こういう意味でこの本は，たくさんの人たちの協力によって初めて完成されたものであることを銘記したいと思う。

　　2014 年 8 月

　　　　　　　　　　　　　　　　　　　　　　　　　中久喜　雅文

索　引

あ行

アーロン，L.　70
愛情的な母親像　27
愛情剥奪　55, 85
愛情をもった対象　47
アイスラー，K.　177
愛着　85
　——理論　55
　——を形成する5つの要因　55
アクティング・アウト　107
アクティング・イン　107
阿闍世コンプレックス　137
阿闍世理論　137
アッカーマン，N.　20
アドラー，A.　38
アナムネーゼ　82, 84, 88, 89, 94
「甘え」　54, 104, 123, 137, 145
アメリカ精神医学会　12, 14, 95
アルコール依存症　30, 86
アレキサンダー，F.　145
アンビバレンス　44
言い間違い（slip）　10
移行体験　53
移行対象　53
意識　37
意識障害　88
依存　7
依存症　21
依存欲求　43
一次的過程　42
一次的対象関係　54
一次的な対象愛　54
一者心理学（one person psychology）　75
偽りの自己充実感　60

偽りの自己障害　52
偽りの自分　53
イド　37, 41, 42, 108, 116
陰性感情　80
陰性治療反応　129
陰性転移　103, 108
インナーチャイルド　56
ウィニコット，D. W.　38, 51〜55, 72
ウィン，L.　20
受け身的‐攻撃的行動　39, 40, 99, 102
受け身的態度　15, 81, 105
うつ病　3, 89, 90, 91, 98〜101, 141
　遷延性——　3
エディプス・コンプレックス　56
エディプス葛藤　15, 45, 56, 59, 65, 109
エディプス期　37, 43〜45, 49, 98, 99
エディプス的な同一化　45
エナクトメント　71, 75, 110
エリクソン，E. H.　46, 49, 85
オーガナイジング・プリンシプル　74
置き換え　40, 106, 113
オグデン，T.　72, 74
オフィス開業（Private Practice）　12

か行

カーンバーグ，O.　25, 26, 28, 29, 48, 60, 69
外在化　39
解釈　15, 50, 54, 58, 117, 124
外傷　21〜24, 27, 40, 112, 125
　——を受けた自己（traumatized self）　23
快楽原則　42, 49, 51
解離　21, 22, 40, 86, 141
解離性健忘　40
解離性同一性障害　22, 23, 40, 126

索 引　*187*

解離性遁走　40
カウチ　14
加害的な自己　155
抱え込み　26
抱える環境　26, 52, 54, 85
鏡転移　28, 64, 67, 68, 109, 142, 143
過去の重要な人物　26
家族関係　83
家族病　20
家族療法　13
家族歴　86
カタルシス　24, 36, 112, 125
葛藤　40 → 内的葛藤
葛藤論　57
寛解　121
環境不全病　52
関係性精神分析　14, 70, 71
ガンザレイン，R.　19
「患者から学ぶ」　127
間主観性理論　74
間主体性　72〜74
感情状態　89
ガンダーソン，G.　25, 27, 29
ガントリップ，H.　51, 55, 56
関与しながら観察するという態度　70, 81
既往歴　86
儀式　71
器質的疾患　89
器質的症候群　88
記述的精神医学　2
基底的な欠損（basic fault）　54, 104
気分障害　23
キベル，H.　19
基本的信頼　43, 49
虐待　21, 22, 27, 85, 108, 109, 122
逆転移　10, 15, 67, 71, 75, 102, 103, 110, 122, 125, 129, 130
　陰性の──　110
　境界例と──　111
　ケアテーカー──　110
　補足型──　111
　融和型──　111
　陽性の──　110
客観的現実　53, 54
ギャバード，G. O.　33
救急精神療法　16, 30
救助空想　110
境界性人格障害　25, 26
境界例　10, 15, 21, 26, 27, 49, 50, 60, 68, 69, 81, 89, 97, 109, 112
共感　15, 58, 60, 61, 69, 126
共感的受容　118
共感的態度　60, 62〜64
凝縮化　113
共生期　48
強迫神経症　41, 139
去勢　44
去勢不安　45
拒絶的な母親像　27
ギル，M.　71
禁圧　40, 41
近親姦　23
禁欲原則　37, 72
禁欲的な態度　105
九鬼周三　138
薬漬け　34
クラーマン，G.　16
クライトマン，N.　113
クライニアン　38
クライン，M.　48〜52
グリーンバーグ，J. R.　70, 116
クレペリン，E.　2
欠陥理論　57
月経前不快気分障害　96
幻覚　92, 93
健康度の評価　7, 94
健康な甘え　85
健康な自我　8, 47, 120
健康な自己愛　28
健康なナルシシズム　140
健康なマゾヒズム　138〜140

健康なナルシシズムと――のバランス　140
健康への逃避　107
現実検討能力　42, 93, 94
現実的自己　58
現実歪曲　40
原始的自己愛　63
原始的衝動　65, 112, 120
原始的防衛　26
幻想的不安　50, 51
現病歴　82～84
高感情表出　30
攻撃者との同一化　108
攻撃欲　37, 39, 41, 44, 48, 50, 54, 65, 108, 109, 123, 137～139, 145
口唇期　37, 43, 49, 109
構造モデル　41
交代人格　23, 40
行動化　39, 40
行動療法　30
肛門括約筋　44
肛門期　37, 43, 44, 85, 98, 109
コーデル　145
心の局所論　37, 41
心の三層構造論　37, 41
心の波長の同調性　122
古澤平作　137
誇大的な自己　58, 67
古典的精神分析　36, 60, 69, 117
コフート，H.　19, 28, 29, 38, 49, 56, 57, 59, 60, 62～64, 67, 68, 74, 146
5分面接　34
コンサルテーション・リエゾン精神医学　31
コンテイナー・コンテインドの理論　51
コンテイン　51, 110, 111

さ行

サールズ，H. F.　13
罪悪感　26, 37, 43, 45, 50, 69, 99, 102

罪悪的人間　59
再発　3
催眠的暗示　36
催眠療法　36
作為体験　92
サザード，E. E.　13
錯覚　93
サリバン，H. S.　11, 13, 14, 16, 18, 29, 70, 81
三角形の洞察（現実，過去の体験，転移）　155
ジェイコブソン，E.　48
シェーファー，R.　38
自我　37, 41, 42, 47, 59, 65, 112, 116
　――の自律的機能　47
　――の「適応」機能　47
自我心理学　38, 39, 46～49, 56, 65, 69, 75, 102, 103
　――的な視点　98
　――の発展　47
　――の芽生え　36
自我同一性
　――の確立 vs. 拡散　49
自我の葛藤外領域　47
自我の防衛機制　6, 10, 29, 37, 39, 40, 65, 84, 106, 120
資源　30
自己愛　15, 26, 28, 29, 43, 56～58, 63, 64, 67, 85, 137
　――の傷つき　28, 62, 65, 66, 143～145, 146
　――の病理　58, 59, 60, 62, 63
自己愛性人格障害　25, 28, 68, 69, 81, 109, 111
自己愛的転移　58
思考活動　91
思考内容　91
自己開示　116
　治療的――　75
自己・自己対象関係　64
自己心理学　38, 49, 56, 59, 61, 65, 68,

索　引　*189*

69, 74, 75, 102, 103
　——的な視点　　99
自己‐対象　　58, 64, 100, 142
自己‐対象転移　　28, 58, 59, 60, 62, 64, 66, 67, 142
仕事と愛情　　46
自己の集約感（self-cohesiveness）　　65
自己のまとまり　　58
自己破壊的行動　　8, 26, 99, 126, 132, 133, 140
自己分析　　37, 122, 128
自殺念慮　　91
支持的精神療法　　8, 15, 29, 30, 115～118, 120
思春期　　20, 45, 46, 85
視線恐怖　　141, 144, 146
自然災害　　24
自然発生的交流　　71
持続性抑うつ障害　　4, 96
実践期と再接近期　　48
疾患利得　　105
死の本能　　37, 48, 50
シフニオス，P. E.　　15
「渋み」　　138, 139
自閉期　　48
自閉症スペクトラム障害　　95
嗜癖行動　　30, 139
死別体験　　96
締めることと緩めること　　44
社会適応　　13
社会復帰　　2
社会‐文化的分析理論　　70
ジャクソン，D. D.　　20
ジュヴェ，M.　　113
修正感情体験　　145
集団精神療法　　13, 14
重篤気分調節症　　95
自由連想　　14, 36, 40, 74, 106, 117, 141
　——法　　38, 115
主観的万能観　　52～54
　——と客観的現実感　　53

主訴　　82
昇華　　40, 41, 138, 139
賞賛　　119
詳述の奨励　　118
饒舌　　106
象徴化　　113
情緒的なニーズ　　52
衝動　　59
除反応　　24
自律性　　44
人格障害　　16, 94, 121
心気症　　39, 40, 68, 139
神経症　　16, 23, 45, 49, 54, 56, 84, 87, 89, 94, 110, 121, 137, 140, 141
　——的防衛　　40
心身症　　92
身体症状症　　96
診断的面接　　78, 81
心内葛藤　　36
新フロイト派（Neo-Freudian）　　13, 49
心理学的素養　　94
心理教育
　家族に対する——　　30
心理劇　　17, 18
心理テスト　　95
睡眠の維持　　112
スーパービジョン　　7, 33, 123
スターン，D.　　68
スチューデント・アパシー　　84
ストーン，W. N.　　19
ストロロウ，R. D.　　74
スピッツ，R.　　47
スラブソン，S. R.　　17
生育歴　　27
生活歴　　84
性器期　　37, 43～45
精神運動性　　90
精神性的発達理論　　43, 85
精神生物学　　13
精神的現在症　　82, 87

精神病理学　2, 3
精神分析協会（Institute）　12, 14
精神分析療法　11, 14
精神分析理論　14
精神力動的フォーミュレーション　98
精神力動論　8
精神療法
　「内向き」の――　136
　「外向き」の――　136
性的衝動　45, 46
性的同一性　45, 46
性的欲求（リビドー）　37, 43, 54, 65, 123
生物学的精神医学　2, 33
生物 - 心理 - 社会的（Bio-Psycho-Social）オリエンテーション　14
摂食障害　15, 30
是認　119
前意識　37
漸成的（epigenetic）　49
戦争後ストレス障害　24
戦争神経症　18, 24
全体的観察　87
潜伏期　45, 85
羨望　29, 43, 60
躁うつ病　86, 121
双極性障害　95
蒼古の自己愛　57
喪失体験　7, 8, 23, 50
喪失反応　4
双生児的体験　63, 65
躁的防衛　106
ソーシャルワーク　13

た行

第一次世界大戦　12, 24
退行的うつ病　47
対象関係　107
対象関係論　20, 48, 49, 51, 68〜70, 75, 102, 103, 116
　――的な視点　100
対象希求論　51, 55
対人加害症　139
対人関係　13, 70, 84
対人関係論　18, 70
対人恐怖症　139, 141, 145
代替療法　55
第二次世界大戦　12, 18, 24
ダヴァンルー，H.　15
妥協形成　113
脱価値化　81, 99, 100, 102, 111, 123
縦の分裂（vertical split）　58
短期精神療法　15
短期対人関係論精神療法　16
断片化　58, 59
遅刻　106
知性化　40, 41, 98, 106
痴呆　88
中間派　38, 51
忠告　118
中立性　15, 37, 61, 72, 116
超自我　6, 7, 10, 37, 41, 42, 45, 59, 65, 101, 106, 108, 116, 144
超自己　59
超文化的視点　103, 104
超文化的精神療法（Transcultural Psychotherapy）　139
調和的，相互交流的な混成状態　54
直面化　15, 29, 60, 69, 118, 126
治療関係　10, 24, 80, 86, 102, 142
治療期間　117
治療構造　126, 137
治療終結　128, 130
　――の技法論　129
　――に伴う現象　128
　――の目安　128
　不完全な――　128
治療的介入　117
治療的面接　78, 81
治療同盟　7, 47, 92, 105, 108, 118, 119, 122, 123
治療ドラマ　123

索　引　*191*

治療プロセス　124, 126
沈黙　106
抵抗　8, 15, 60, 65, 66, 102, 103, 105, 106, 107, 115, 120, 126
　　――として示される現象　106
　　――の扱い方　107
適応　47
適応障害　23, 126
適応的行動　65, 66
適度のしつけ　85
徹底操作（ワークスルー）　29, 37, 59, 60, 62, 65
デブリーフィング　24
デメント，W. C.　113
転移　8, 10, 15, 16, 18, 36, 57, 102, 103, 107, 108, 116, 120, 123, 126, 128, 129
　　――の種類　107, 108
　　患者の――と治療者の逆転移の相互交流　110
　　境界例と自己愛患者の――　109
　　精神構造と――　108
　　対象関係としての――　108
　　父親――　108
　　同胞――　108
　　発達史と――　109
　　母親――　108
転移神経症　36, 61, 67
転移抵抗　106
土居健郎　54, 104, 137
トイレットトレーニング　44, 85
同一性の拡散　46
投影　26, 39, 40, 50, 101, 102, 108
投影性同一化　26, 50, 75
統合失調症　2, 11, 20, 29, 30, 86, 87, 89, 90～92, 94, 121
統合失調症スペクトラムおよび他の精神病性障害　95
洞察　8, 36, 54, 94, 121, 128
　　情緒的，または体験的――　94
　　知的――　94
洞察的精神療法　15, 29, 103, 115, 117

　　～120, 128, 141
同情　61
匿名性　105, 116
独立派（中間派）　38, 51
トラウマ　23
　　――・カウンセリング　24
取り入れ　26, 45
トンプソン，J. C.　70

な行

内観療法　136, 137, 140
内的葛藤　16, 36, 37, 98, 106, 120, 128
内的対象　51, 52
「治る」ということ
　　――と「治す」治療者の役割　120
　　神経症，人格障害の――　121
　　内因性の精神障害の――　121
慰め　26
西園昌久　137
二次的過程　42
二次的修正　113
二者心理学（two person psychology）　75
二重構造
　　対極的な――　155
二重衝動説　37
二重のアイデンティティ　155
日中残滓物（the day residue）　112
日本文化のマゾヒズム理論　139
入院集団精神療法　19
乳幼児研究　47, 122
ネグレクト　122
ノイローゼ　86, 92, 94
能動性　44
"No"という言葉の発生　47

は行

ハーマン，J.　21, 27
パイン，F.　69
パウダメイカー，F. B.　18
破壊的願望　50

恥　43, 45, 63, 68, 144
発達史的診断（Generic Diagnosis）　7
発達ライン　57
パニック　23
パラメーター　72, 177
バリント，M.　51, 54, 104
ハルトマン，H.　47
パロ・アルト　20
反動形成　40, 41, 65, 98
反復強迫　107
ビオン，W. R.　18, 19, 50
被害的な自己　155
悲劇的人間　59
非言語的コミュニケーション　127, 145
微笑反応　47
ヒステリー性転換症状　36
非統合（unintegrated）　52
人見知り　47
否認　39, 40
病感　93
病気不安症　96
表現的精神療法　8
病識　93
　　──に関する特定用語　96
病的な共依存（Co-dependency）　20
不安障害　23, 96
フークス，S. H.　18
フェアバーン，W. R. D.　38, 51, 54〜56
フェレンツィ，S.　38, 70
フォナギー，P.　55
複雑性PTSD　27
不潔恐怖　10
普通の生育環境　47
部分対象　51
フランク，J. D.　18
プレ・エディプス　46
フロイディアン　38
フロイト，S.　10, 11, 28, 36, 37, 40, 43, 47〜51, 54, 55, 57, 59, 69, 112, 116

フロイト，アナ　38, 39, 116
フロム・ライヒマン，F.　13, 70
フロム，E.　70
分析の第三主体（the Analytic Third）　72〜74
分離・個体化　26, 48, 85, 142, 144
　　健康な──　85
　　第二の──　46
分離不安　129
分裂（splitting）　26, 27, 40, 48, 56, 58, 101, 111
分裂気質（schizoid）
　　──的空想　39, 40
　　──のびょうり　56
分裂された（disintegrated）　52
分裂ポジション　50
ベイトソン，G.　20
ヘイリー，J.　20
ベトナム戦争　24
ベラック　17
ベンジャミン，J.　70
弁証法的構築論　71
弁証法的な相互交流　71
変容性内在化　28, 58, 64
防衛　36, 50, 60, 65, 66, 68, 98, 101, 107, 118
　　成熟した──　41
　　成熟した，または健康な──　40
　　精神病的な──　40
　　未熟な──　39, 40
ボウルビィ，J.　51, 55
ボーエン，M.　20
ホーナイ，K.　13, 70
保険診療　16, 21
補助自我的体験　63
ポスト・エディプス　46
ポストモダンの精神分析理論　70
ホフマン，I. Z.　71
ホワイト・インスティテュート　70
本当の自分　52, 54, 85

ま行

マーラー，M. 26, 47
マイヤー，A. 11〜14
マスターソン，J. F. 26
マゾヒズム 69, 139
マネージド・ケア 16, 19, 21, 32, 34
継家族 21
丸田俊彦 74
マン，J. 15
見捨てられ抑うつ 27, 155
ミッチェル，S. A. 70
ミニューチン，S. 20
ミラーリング 62〜64, 66, 67, 109
無意識 7, 10, 15, 37, 42, 65, 68, 98, 115, 116, 118
　──への王道 112
明確化 118
メニンガー，K. 155
面接の頻度 117
メンタライゼーション 55, 85
妄想 91, 93
妄想 - 分裂ポジション 50
妄想ポジション 50
モーニングワーク 80
物忘れ 10
森田療法 136, 137, 140, 141
モレノ，J. L. 17, 18

や行

薬物依存 68
薬物療法 2, 3, 11, 16, 23, 29, 30, 121, 147
野心的自己 63
ヤスパース，K. 2
山村道雄 141
ヤーロム，I. 14, 18, 19
誘発因子 6, 7, 83, 120
ユーモア 40, 41, 65, 94
夢 15, 37, 56, 112
　──の生理学 113
　──の分析 10
　フロイトの──の理論 113
夢作業 113
夢内容
　顕在性の── 113
　潜在性の── 113
ユング，C. G. 38
良い自分 25, 50, 100, 101
良い対象 50
良い母親像 48
陽性転移 108
予期 40, 41
抑圧 36, 40, 54, 58, 98, 100, 101, 106, 144, 145
抑うつ状態 16
抑うつ性障害 95
抑うつ不安 50
抑うつポジション 50
欲動 59
欲動論 36, 49, 54, 59
横の分裂（horizontal split） 58
欲求不満 48, 137, 142
4つの心理学 69

ら行

ライフサイクル 49, 85
ラッカー，H. 111
ランク，O. 38
ランゲル，L. 69
リア，J. 70
リーバーマン，R. P. 30
力動的家族精神療法 20, 21
力動的個人精神療法 9, 14, 33
力動的集団精神療法 17〜19
力動的診断（Dynamic Diagnosis） 6, 7, 119, 120
力動的精神医学 9,〜11, 33
力動的精神療法 11, 15, 34
　──の2種 115
力動的短期精神療法 15, 16, 33
力動的長期精神療法 14

力動的な無意識　9
離人体験　92
理想化　58, 60, 62, 63, 66〜68, 81, 85, 100, 109, 111, 123
理想化された自己　63
理想化転移　28, 29, 64, 67, 68, 102, 109, 142, 143
理想自我　42
利他性　40
利他的活動　41
リッツ，Th　20
離乳　85
リハビリテーション　11, 121
リビドー　37, 41, 48, 49, 51, 108, 109, 139
リビドー発達理論　43, 47, 48
離別　26
両極性自己　63
良心　42
リンズレー，D. B.　26
ルータン，J. S.　19
レジデント
　——の訓練　33
REM 睡眠　113
ロールシャッハ・テスト　95

わ行

ワイスマン，M.　16
和田秀樹　72
わびさび　139
ワラーシュタイン，R. S.　69, 75
悪い自分　25, 50, 100, 101
悪い対象　50
悪い母親像　48
ワークスルー　27, 37, 56, 66, 124, 130, 143, 144

アルファベット

AA　140

ACOA（Adult Children Of Alcoholics）　20
alexithymia　89
APA　33

CISM　24

DSM-III　24
DSM-IV　22, 23, 25, 28, 92
DSM–5　4, 95, 98

EAP　11
experience-distant　61
experience-near　61

going-on-being　52

here & now　14, 18, 19, 70, 71, 74, 75, 109, 124, 147

ICD11　95
informed consent　4

Mr. Z　59

Nature/Nurture の相互交流　11

optimal frustration　142

psychological mindedness　94
PTSD　23, 24, 27, 112, 125

Q-Sort　19

SST　30

there & then　18, 70, 75, 147
Token Economy　30
total composit psychoanalytic theory　69

著者略歴

中久喜雅文（なかくき　まさふみ）
1930年　茨城県生まれ
1953年　東京大学医学部卒業
1961〜1962年　フルブライト研究員としてピッツバーグ大学にて精神薬理の研究
1962〜1966年　コロラド大学にて精神科レジデントの訓練
1966〜1969年　東京大学医学部講師，東大病院精神科病棟医長
1969〜1973年　コロラド大学精神科助教授
1969〜1979年　デンバー精神分析協会にて精神分析の訓練
1980〜1995年　デンバー市にて精神科個人開業
1996年　帰朝　聖マリアンナ医科大学精神科客員教授
　　　　同時に東京にてバイリンガルの精神科個人開業
著訳書　精神科的診療の実際──一般医家のために（金原出版，1968）
　　　　新しい育児と教育──在アメリカ精神科医の提言（弘文堂，1982）
　　　　ヤーロム　グループサイコセラピー（川室との共監訳，西村書店，2012）

力動的精神療法入門
─理論と技法─
ISBN978-4-7533-1078-4

著　者
中久喜雅文

2014年10月2日　第1刷発行

印刷　新協印刷（株）　／　製本　（株）若林製本

発行所　　（株）岩崎学術出版社　〒112-0005　東京都文京区水道1-9-2
　　　　　　発行者　村上　学
　　　　　電話 03（5805）6623　FAX 03（3816）5123
　　　　　　　©2014　岩崎学術出版社
　　　　　　乱丁・落丁本はおとりかえいたします　検印省略

精神力動的精神療法——基本テキスト（DVD付）
G・O・ギャバード著　狩野力八郎監訳　池田暁史訳
米国精神分析の第一人者による実践的テキスト　　　　　本体5000円

メンタライゼーション・ハンドブック——MBTの基礎と臨床
J・G・アレン／P・フォナギー編　狩野力八郎監修　池田暁史訳
周辺諸理論まで包含し多面的かつエビデンスに基づく治療理論　本体5000円

メンタライゼーションと境界パーソナリティ障害
A・ベイトマン／P・フォナギー著　狩野力八郎／白波瀬丈一郎監訳
MBTが拓く精神分析的精神療法の新たな展開　　　　　本体5300円

解釈を越えて——サイコセラピーにおける治療的変化プロセス
ボストン変化プロセス研究会著　丸田俊彦訳
精神分析的治療はいかにして変化をもたらすか　　　　　本体4000円

臨床家のための精神分析入門——今日の理論と実践
A・ベイトマン／J・ホームズ著　舘直彦監訳
実践家に向けた現代精神分析の世界を俯瞰し歩くためのガイド　本体3300円

発達精神病理学からみた精神分析理論
P・フォナギー／M・タルジェ著　馬場禮子／青木紀久代監訳
多くの理論を並列し実証性の観点から見直す　　　　　本体5000円

フロイトを読む——年代順に紐解くフロイト著作
J・M・キノドス著　福本修監訳
目フロイトと出会い対話するための絶好の案内書　　　　本体4600円

関係精神分析入門——治療体験のリアリティを求めて
岡野憲一郎・吾妻壮・富樫公一・横井公一著
治療者・患者の現実の二者関係に焦点を当てる　　　　　本体3200円

初回面接入門——心理力動フォーミュレーション
妙木浩之著
心理療法の場でのよりよい出会いのために　　　　　　　本体2500円

この本体価格に消費税が加算されます。定価は変わることがあります。